月子期母婴保健小百科

主　编

陈长青　　周丽娜

副主编

刘卫卫　　白克昌

编著者

于　鸿　张　娜　史丹丹　王　娜　赵红英

吕　君　刘　佳　王　丽　马育霞　刘玉青

张　洁　李　英　彭　雪

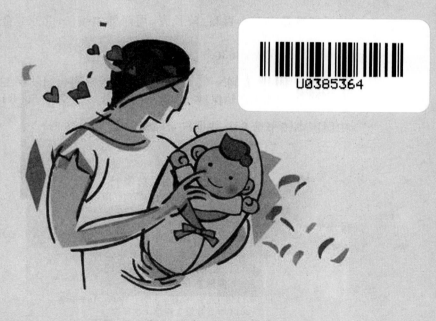

U0385364

金盾出版社

内容提要

　　本书分上下篇,上篇介绍产妇月子期保健知识,包括产后新妈妈的变化,如何科学坐月子及合理补充营养,月子里常见病的防治和产后健身美容。下篇介绍新生儿护理和喂养知识,包括认识新生儿、精心护理新生儿、科学喂养新生儿、新生儿防病。其内容丰富,知识新颖,科学实用,适合产后新妈妈和家人阅读,在月子里遇到难点或困惑均可在书中找到理想的答案。

图书在版编目(CIP)数据

　　月子期母婴保健小百科/陈长青,周丽娜主编.—北京:金盾出版社,2014.2
　　ISBN 978-7-5082-8636-5

　　Ⅰ.①月… Ⅱ.①陈…②周… Ⅲ.①产褥期—妇幼保健—基本知识②新生儿—妇幼保健—基本知识 Ⅳ.①R714.6②R174

　　中国版本图书馆 CIP 数据核字(2013)第 187456 号

金盾出版社出版、总发行
北京太平路 5 号(地铁万寿路站往南)
邮政编码:100036　电话:68214039　83219215
传真:68276683　网址:www.jdcbs.cn
封面印刷:北京印刷一厂
正文印刷:北京华正印刷有限公司
装订:北京华正印刷有限公司
各地新华书店经销
开本:850×1168 1/32　印张:8.75　字数:164 千字
2014 年 2 月第 1 版第 1 次印刷
印数:1~7 000 册　定价:22.00 元
(凡购买金盾出版社的图书,如有缺页、倒页、脱页者,本社发行部负责调换)

前　言

　　十月漫长的等待，一朝分娩的阵痛，女性的孕育之路才刚刚走了一半，从准妈妈到新妈妈，女性的人生将步入一个新的阶段，坐月子与养育新生儿便是这新阶段的重要开端。

　　什么是坐月子？坐月子是指胎儿、胎盘娩出后产妇机体与生殖器官复原的一段时期，一般需要 6～8 周，医学上称为"产褥期"。这段时期对产妇来说是很重要的一段时期，在此期间，她们既要调养自己的身体，还要关注新生儿的健康成长。

　　对于新妈妈来说，坐月子是身体恢复的最关键时期，没有科学的月子调理，女人就有可能会因为身体诸多器官恢复不良而导致体质下降，甚至会引发各种疾病。月子期间既是妈妈身心恢复的重要阶段，也是新生儿体格、智力、情绪和个性行为形成和发育的重要时期，坐一个从容睿智的月子，勇敢地承担起养育新生儿的责任，新妈妈才能给人生新阶段开一个好头，顺利进入以后的生活。

　　本书系统地介绍了科学坐月子和科学养育新生儿的实用性知识，语言通俗易懂，内容全面，是一本既专业又贴近生活的指导性图书。

　　科学坐月子，健康一辈子。在这里，衷心希望每一位新妈妈都能够快快乐乐坐月子，轻轻松松做母亲。

作　者

目　录

上篇　妈妈保健

一、产后新妈妈的变化

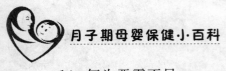
二、科学坐月子

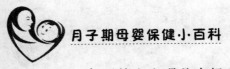
三、合理补充营养

四、月子里常见病防治

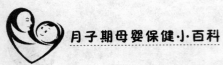

五、产后健身美容

下篇　新生儿保健

一、认识新生儿

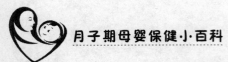

二、精心护理新生儿

三、科学喂养新生儿

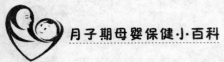
四、新生儿防病

宝宝科学喂养相关知识

上篇　妈妈保健

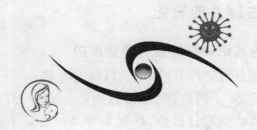

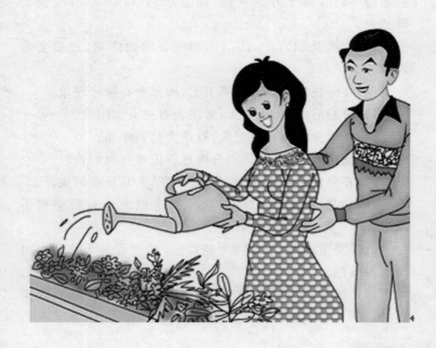

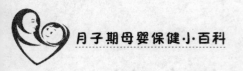

一、产后新妈妈的变化

(一)生理上的变化

1. 产后新妈妈身体会有哪些反应

(1)在刚分娩后即有冷、饿及口渴的现象。

(2)产后24小时内,腹部会有抽痛。另外,由于能量消耗过多,机体产热超过散热,体温会升高一些。不过一般不会超过38℃,属于分娩反应,而且产后24小时后很快会降热。

(3)如果是剖宫产,伤口的部位会感到疼痛,过后会有麻痹感。

(4)在分娩后第二天到第五天,胸部会有肿胀现象。

(5)分娩后的前1～2天,排尿会有一点点困难。

(6)如果分娩时用力过久,身体会感到疼痛。

(7)感到疲惫,特别是当分娩过程困难且时间长时。

(8)在分娩后的头几天会大量出汗,尤其是夜间盗汗。

(9)如果是自然分娩有缝合时,走路或坐时会感到不舒服。

(10)阴道出血,渐渐转为淡红色,到产后7天快结束时变为深褐色。

(11)如果用母乳喂养宝宝,在哺乳后几天会感到乳头疼痛。

（12）母乳喂养的最初几天，会有乳汁不易流出或乳房肿胀的现象。

（13）容易生痔疮。

2. 产后皮肤和体形有哪些变化

妊娠期，许多准妈妈的皮肤上都出现不同程度的色素沉着，下腹部出现妊娠纹。在产后，下腹正中线的色素沉着会逐渐消失；然而，腹部出现的紫红色妊娠纹会变成永久性的银白色旧妊娠纹。腹部皮肤由于受妊娠期子宫膨胀的影响，弹性纤维断裂，腹肌呈不同程度分离，在产后表现为腹壁明显松弛，但在6～8周后会有所恢复。

女性产后，由于体内雄激素骤然恢复正常，刺激头发脱落，表现为产后容易掉头发。

由于产后雌激素和孕激素水平下降，新妈妈的面部易出现黄褐斑，而且绝大多数女性的身体在生过孩子后会发生明显变化，如腹部隆起、腰部粗圆、臀部宽大。

女性产后乳腺增生，乳房充盈增大，表皮及肌纤维被拉伸。直到停止哺乳后，乳房缩小，乳房皮肤、肌肉松弛而下垂。

3. 产后子宫会有何变化

产后的妈妈生殖系统变化最大，特别是子宫的变化尤为显著。分娩后子宫即会收缩到脐平，以后每天下降1～2厘米，在产后10～14天，子宫逐渐降入盆腔，此时在腹部与耻骨联合上便摸不到子宫底部了。子宫内膜在胎盘排出后，其附着部位会有一约手掌大的创面，由于子宫收缩使创面缩小并使局部破裂的血管压缩和形成血栓，达到内膜逐渐再生,新生的内膜会修补创面。至产后第6~7周时,整个子宫内层披覆了新生的子宫内膜,子宫也就恢复到接近妊娠前的大小了。此时,子宫由妊娠晚期的1 000克要恢复到未孕期的50克,子宫形态恢复到未孕时的状态。

4. 产后乳房会有何变化

乳房的变化就是泌乳,分娩后2~3天乳房增大,逐渐地变坚实,局部温度增高,开始分泌乳汁。有的人腋下淋巴结也会肿大、疼痛。产后,乳腺的发育和分泌直接受内分泌的控制,间接受高级神经中枢的调节。触动乳头、听到婴儿啼哭声、间隔一定的时间,及其他与哺乳相联系的外部因素刺激,都能成为泌乳的条件刺激因素。新妈妈的乳汁分泌量与乳腺发育成正比,也与产后营养、健康和精神状况有关。

5. 产后泌尿系统会有何变化

妊娠时,增大的子宫压迫盆腔内脏器所导致的肾盂、输尿管积水,一般在产后4~6周才能恢复,因而产褥期容易发生泌尿系统感染。

生产时胎儿先露部位对膀胱形成压迫,如果滞产则易造成膀胱三角区充血、水肿及内膜出血,严重时可阻塞尿道而形成尿潴留,虽然比较少见,但应引起注意。常见的是产后腹壁松弛,膀胱肌张力减低,对内部张力增加不敏感,再加上分娩时胎儿先露部分的压迫,膀胱肌肉收缩功能障碍或尿道、尿道外口、阴道、会阴创伤疼痛,反射性地使膀胱括约肌痉挛,增加排尿困难,甚至不能自排小便而需要导尿,但是导尿又会增加泌尿道感染的机会。

妊娠期体内潴留的大量水分,均在产后数天内经肾脏排出,因此产妇产后会出大量的汗并明显增加尿量,以排出体内的水分。

6. 产后呼吸和消化系统会有何变化

由于分娩后腹腔压力降低,会使横膈恢复原来状态,孕期主要为胸式呼吸,这时又转变为胸-腹式呼吸。在产褥期内,胃、小肠及大肠恢复正常位置,功能也相应恢复。但肠蠕动减慢,常有中度肠胀气。产褥初期新妈妈一般食欲欠佳,由于进食少,水分排泄较多,因此肠内容物较干燥,加上腹肌及盆底松弛、会阴伤口疼痛,极易发生便秘。如果有便秘现象,应多食蔬菜,早日起床活动,必要时服轻泻药或灌肠。

7. 产后外阴与阴道会有何变化

(1)外阴部的变化:①外阴部也是自分娩后不久就开始恢复,肿胀也开始缓解,并恢复到原来的松紧度。②聚积的色素在产后6~8周内慢慢消退,最后略微有些残留的痕迹。③骨盆底部肌肉群的恢复需要较长的时间,一般需要6周才能恢复到孕前的状态。④轻度的撕裂往往在产后1周左右得到恢复,而比较深的会阴撕裂或较大的裂痕则需要较长的时间才能痊愈。

(2)阴道的变化:分娩后不久的阴道壁呈青紫色,有些肿胀,没有褶皱。阴道也是在分娩之后就开始恢复,肿胀日益缓解,阴道壁的松紧度也将恢复。在产后1周左右,阴道内基本恢复到原来的松紧度,在产后4周左右,再次形成褶皱,基本上恢复到原来的状态。但是,之前有过分娩经历,

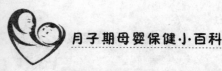

阴道则无法完全恢复,要比分娩前略微宽一些。

8. 产后血液循环系统会有何变化

分娩后,巨大的妊娠子宫施加于下腔静脉的压力消除,静脉血回流增加,以致产后第一天血容量即有明显增加,血细胞比容相应下降;此后血容量即渐渐减少,血细胞比容基本保持稳定。在产褥第一周内,中性粒细胞数很快下降,妊娠末期下降的血小板数在产褥早期迅速上升,血浆球蛋白及纤维蛋白原量增加,促使红细胞有较大的凝集倾向。

9. 产后为什么还会有腹痛

生产后的头几天里子宫仍在一阵阵收缩,但宫缩间隔的时间越来越长,一般产妇对这种产后宫缩痛感觉不出来。但有些产妇特别是经产妇和急产妇,在产后仍感到一阵阵腹痛,哺乳时更明显,甚至难以忍受,可伴有阴道出血增多,同时腹部摸到变硬的子宫,这种疼痛称为产后子宫收缩痛。

腹痛多见于经产妇和分娩过程短的产妇,有些择期剖宫产的产妇产后宫缩痛也较为明显。生育次数越多的产妇,产后宫缩痛越重,可能是因为多次妊娠,使子宫肌肉内所含弹性纤维的平滑肌减少,而弹性差的结缔组织增多,以致子宫肌肉收缩力不正常。而急产时,可能因为子宫收缩过强引起子宫肌层缺血、缺氧而导致疼痛。而没有经过产程直接行剖宫产的产妇对这种宫缩痛较为敏感,哺乳时,婴儿的吸吮刺激可反射性引起宫缩,使产后痛更明显。

腹痛可在产后1~2日出现,持续2~3日自行消失,不需处理。如果疼痛剧烈难忍时,可给予下腹部热敷,必要时服用止痛片,疼痛可以缓解。如果疼痛时间超过1周,并表现为连续性腹痛,或伴有恶露量多,色暗红,多血块,有秽臭气味,多属于盆腔有炎症,应当请医生检查治疗。

10. 有些人产后腋下为何会出现肿块

有相当多的产妇在分娩后 2～3 天,突然发现腋下有肿块,疼痛难受,很是害怕。该肿块一般有鸡蛋大小,在分娩之前没有出现,分娩以后与乳房膨胀同时出现。对此,有人怀疑淋巴结肿大,有人怕是长了肿瘤,心情十分紧张,甚至到处求医治疗。

专家认为这种现象并不可怕,实际上该肿块是一种乳腺,它不是正常的乳房组织,而是先天发育不良的乳房组织,称为副乳房。由于平时没有乳汁分泌,没有任何感觉。而产后乳腺活跃,乳汁大量分泌,有时还淤积成硬块,产生了胀痛感觉,这才引起产妇的注意,并继而在腋下发现肿块。

据悉这种肿块不需求医治疗,实在胀痛难受时,可服止痛片或局部热敷疼痛就会消失,肿块也会逐渐消退。

11. 产后为何腹部仍有硬块

孩子出生以后,产妇腹部随即松弛,但有许多产妇在抚摸自己腹部时,还会摸到一个很大的硬块,时而还有疼痛感,为此,有些产妇感到害怕,怕是什么东西未排出来。

这个硬块是子宫。因为子宫在孕期变化很大,由孕前 50 克左右增加到妊娠足月时 1 000 克左右,宫腔也由原来的只能容纳 12～20 毫升,增大至可容纳 3 000 克的胎儿、1 000～1 500毫升的羊水和 500 克左右重的胎盘。胎儿和胎盘娩出后,子宫体积很快缩小到原来大小,而且子宫收缩越好,就会变得越硬。这样,在松软的腹壁外就能明显的摸到。因此,产妇也可以在产后最初几小时内,经常按摩子宫,刺激它收缩,摸到宫体越硬越好。

12. 产后新妈妈为什么多汗

不少产妇分娩后会出现多汗的现象。汗稍少者,仅微汗津津,多者则大汗淋漓。这些产妇和家属以为这是产后身体虚弱之故,于是大吃补品,结果却未见效。实际上,产后多汗完全是一种身体内部生理性调节的现象,与产后的新陈代谢活动有关,而与产后的身体是否虚弱不相干。

那么,产后怎么会多汗呢?原来,怀孕以后,体内血容量增加,这就使得大量的水分在孕妇体内潴留。分娩以后,产妇的新陈代谢活动和内分泌活动显著降低,机体也不再需要如此多的循环血量了,潴留的水分就显得多余,必须排出体外,才能减轻心脏负担,有利于产后机体的康复。

人体排泄水分的途径有三条,一条是通过肾脏由尿液排出;另一条是通过呼吸,从呼出的气体中以水蒸气的形式带走;还有一条是由皮肤表面以出汗的方式排出体外。所以,产妇在产褥期不仅尿量增多,而且管理汗腺活动的交感神经兴奋性也占优势,汗腺的分泌活动也增强,这就使得产妇无论是在冬天还是在春秋季节,都是全身汗涔涔的。

由此可见,产后多汗是机体在产后进行自我调节的结果,并非身体虚弱,更不是什么病态,因此不需要治疗,也无需服什么滋补品。不过应该注意出汗后防止伤风着凉。内衣要经常更换,保持干燥。更衣前用干毛巾擦干身上的汗水,保持皮肤清洁卫生,多吃些新鲜蔬菜、水果。一般来讲,过一段时间,待体内多余的水分都排泄完了,多汗的现象便会逐渐减轻,乃至恢复正常。但是,新妈妈也必须注意,有一种病理性出汗,表现为汗出湿衣、持续不断,兼有气短懒言、倦怠嗜睡,或见睡中多汗醒来即止、五心烦热、口干咽燥、头晕耳鸣等症状,这种情况则需要请医生诊治。

13. 何为产后恶露

胎儿娩出后,在一定时间内产妇阴道仍有血样分泌物流出,这就是医学上所说的恶露。正常的恶露有血腥气味,而不臭。它包括从宫腔排出的血液、坏死的蜕膜组织、黏液及产道的细菌。在产后的不同时间里,恶露的内容各不相同,可以通过不同时期恶露的内容来观察是否有异常现象。

一般恶露有三种不同的情况。

(1)血性恶露:又名红色恶露,这是产后1～4天内排出的分泌物,呈鲜红色,含有较多的血液,量也比较多,一般可与平时月经相似,或稍多于月经量,有时还带有血块。

(2)浆液性恶露:呈淡红色,其中含有少量血液、黏液和较多的阴道分泌物,还有细菌生长。在产后4～6天排出。

(3)白色恶露:是在产后7天后排出的呈白色或淡黄色的恶露。其中含有白细胞、蜕膜细胞、表皮细胞和细菌等成分,性状如白带,但是较平时的白带多些。

虽然每个产妇都有恶露,但每人排出的量是不同的,平均总量为500～1 000毫升。各产妇持续排恶露的时间也不同,正常的产妇一般需要2～4周,少数产妇可以持续1～2个月。孩子吃奶时,吸吮乳头,可引起反射性子宫收缩,有利于子宫腔内的恶露排出。

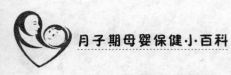

14. 何为恶露不尽

少数产妇,即使在正常情况下,恶露也可以延续到产后1～2个月,大部分产妇恶露在1个月时可停止。如果产后3个月恶露仍淋漓不尽,属于恶露不尽,肯定有病理因素存在。常见的原因有子宫腔感染、子宫腔内有妊娠产物如胎盘、蜕膜、胎膜等组织遗留,子宫复旧不良,最严重的并发症是绒毛膜癌。这些都是不可忽视的病理现象。因而,如遇到产后恶露持续不净时,需要及时去医院检查治疗。

如果在1个月后,恶露不尽,同时伴有臭秽气味或腐臭气味,或伴有腹痛、发热,也可能是子宫、附件(输卵管、卵巢)、阴道有感染;如果排出恶露量逐日增多,颜色逐日变红变深,或出现瘀块,都属于异常现象,或有子宫出血、阴道创伤,或有感染发生情况。这些情况应及时引起注意,并到医院检查治疗。

15. 产后新妈妈为何会脱发

有的女性生完孩子后,每天会掉很多头发,据统计,产后2～6个月,35%～45%的产妇出现产后脱发,医学上也称"分娩性脱发"。出现这种脱发的原因还不是很清楚,可能与以下几方面有关。

(1)精神因素:如有些妇女分娩前后因各种原因情绪不稳定或精神有压力,导致机体代谢紊乱,营养供应不足,诱发毛发脱落。

(2)饮食因素:怀孕期饮食单调,加上母体对各种营养物质需要增多,如不及时补充,产后造成体内蛋白质、钙、锌、B族维生素的缺乏,影响头发的正常生长和代谢,使头发枯黄易断。

（3）与激素水平有关：妇女头发更换速度与体内雌激素水平的高低密切相关。雌激素增多，脱发速度减慢；雌激素减少，脱发速度加快。产后6个月内性器官功能处于恢复阶段，雌激素分泌明显减少引起脱发。这是产后脱发原因中最主要的一种。

（4）产后头部卫生欠佳：这也是引起产后脱发的原因之一。许多产妇坐月子期间不洗头，结果在头皮上积聚一层油脂和灰尘，而产后出汗又较多，这样汗与灰层积聚在一起，容易引起毛囊炎或头皮感染，使头发自然脱落。

16. 产后体温为何会升高

一般产妇在产后体温没有太大的变化，但如果产妇生产的时间较长或身体过度疲劳，在产后24小时之内，体温略有升高，但一般不超过38℃。这是正常现象，产妇及其家人不需过分担心。

有些产妇在产后的3～4天会有体温升高现象，甚至高达38.5℃～39℃，一般会持续数小时，但最多不超过12小时，体温就会逐渐下降。这种情况不属于病态，是乳房血管、淋巴管极度充盈而出现的症状，可通过按摩乳房、新生儿吸吮、人工挤乳或用吸奶器吸吮乳房使体温下降。对产妇来说，病理性体温升高包括体温异常的升高或1日内有2次体温超过38℃的情况。这有可能代表产妇发生了产褥感染，需要去医院检查，由医生判断是否患有上呼吸道感染、乳腺炎、产褥感染、泌尿系统感染等，以便得到及时的诊治。

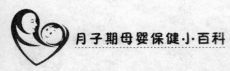

17. 产后为何会出现水肿

中医学认为,产后水肿主要分为水肿、气滞肿胀、四肢虚肿三种症状。若以产妇产后水肿的常见症状为例,可以分为生理性水肿和病理性水肿两类。

(1)生理性水肿:事实上,女性不仅在产后会有水肿现象,生理周期也容易出现水肿的状况。因此,产后第五周,产妇的生理状况类似于生理期。一方面,因为子宫变大,影响血液循环,从而引起水肿;另一方面,由于产后女性体内的黄体酮水平(女性身体分泌的一种激素)下降,从而导致身体代谢水分的能力减弱,造成水肿。

产后的日子是一段非常时期,一不小心就会把身体弄垮。如产妇因照顾宝宝而日夜颠倒、过度疲劳;因饮食失调、久坐或久卧导致体循环不良,都可能是产妇体内水分运行受阻,引起水肿。此为生理性水肿。一般来说,应对生理性水肿,只要改善生活作息与不良的饮食习惯即可缓解水肿。

(2)病理性水肿:中医学认为产后脾肾俱虚,水湿溢于四肢者,即产后水肿。水肿的常见症状为皮肤光亮充盈,手足水肿。若产妇在月子期心情不畅,常常感到气积郁滞、胸闷胁胀、食欲缺乏,并有肢体虚肿的现象,就是病理性水肿。病理性水肿通常是伴随着内脏或甲状腺的病变发生的,有时仅是单侧水肿,但是一定合并其他症状。

(二)心理上的变化

18. 新妈妈产后会有哪些心理变化

新妈妈生育宝宝前后,心理落差会很大,这是一段生理和心理的非常时期,不容忽视。新妈妈产后心理变化和特点有以下几种。

(1)不稳定情绪:因为产妇产后身体内的雌激素和孕激素水平下降,与情绪活动有关的儿茶酚胺分泌减少,体内的内分泌调节处在不平衡状态,所以其情绪很不稳定。曾有人统计,有50%～70%的妇女在产后3天发生抑郁症,其表现为精神沮丧、焦虑不安、失眠、食欲缺乏、易激动、注意力和记忆力减退等。

(2)焦虑情绪:产妇在经历妊娠、分娩之后,不但身体疲惫虚弱,而且精神也会受到影响。若在妊娠期间并发其他疾病,产时发生难产,产褥期感染患病,产时产后失血过多,产后垂体、甲状腺功能低下等,很可能诱发产妇精神障碍。

(3)紧张情绪:造成紧张情绪的原因是多方面的,与分娩后体内激素比重重新分配,产妇分娩后角色转变,不知如何哺育期待已久的小儿有关。家庭关系、环境等因素,使产妇不能及时诉说,也会导致产后各种并发症的发生。

19. 什么叫产后抑郁症

产后抑郁症也称产后忧郁症,是妇女在生产孩子之后由于生理和心理因素造成的抑郁症,表现为紧张、疑虑、内疚、恐惧等,极少数严重的会有绝望、离家出走、伤害孩子或自杀的想法和行为。

20. 哪些女性容易患产后抑郁症

产妇在产前和产后在心理、生理、作息时间、家庭成员的关系、饮食、被照顾和照顾别人角色的转变等诸多方面都有巨大的转变。好多人不能很好地适应这种转变,具体来说,容易患产后抑郁症的有以下这些产妇。

(1)没做好"为人母"心理准备:夫妻俩并没有打算要孩子,可是不经意间就怀孕了。而且,由于种种原因不能不要他。孩子虽然是决定要了,可是他来得突然,让人毫无准备。

(2)完美主义性格:由于完美主义的女性对产后当母亲的期望过高甚至不现实,而且在遇到困难的时候不愿意寻求帮助,所以她们可能会无法适应当一个新妈妈。如果丈夫很少一起照顾孩子或者女性缺少丈夫在精神上的支持的话,她们就会觉得有巨大的压力。

(3)心智还未成熟:一个自己还像个孩子似的人,怎么能接受突然的角色转换、马上要变成一个面面俱到的能干妈妈?不管是因为无法接受这样的角色转换,还是忧虑自己能不能做一个好妈妈,这些都是导致产后抑郁症的因素。

(4)爱发脾气、爱生闷气:有的女人本来就爱生闷气,爱发小脾气,遇事时不能很冷静的思考问题,而是一味地往牛角尖里钻。这样的女人在月子里要是遇上什么不开心的事情,在那样憋闷的环境中,不抑郁的话还让人觉得奇怪呢。

(5)怀孕期间有过情绪波动:怀孕期间有过严重的情绪波动,大部分的女性是在怀孕时期已经显示出产后抑郁症的征兆,其中有许多在产后的抑郁情绪会继续加深。

(6)夫妻感情不好或与家庭成员不和:妇女本身在产后就有巨大的压力,再加上丈夫不能很好地照顾和体贴,婆婆或其他家庭成员对产妇和孩子的需求不能给予满足,在精神上不能得到支持,此时就很难调整好自己的情绪。

（7）对孩子有性别歧视：怀胎十月，生下的宝宝性别与自己及家庭成员所希望的相差太远，心情一下子跌落到谷底，郁闷、心烦等一大堆情绪在心里翻腾，产后抑郁也就慢慢产生了。

（8）过度担忧孩子的养育困难：现代社会对精神层面和物质层面的要求都比较高，担心孩子的抚养问题，会不会有好的营养、好的居住条件、好的早期教育、好的幼儿园和学校，以及以后长大成人有没有好的就业环境等。对这些问题思虑得太多，又怕自己没能力做到。整天忧心忡忡就容易患上抑郁症。

（9）月子里睡不好觉：很多产妇无论白天晚上都是自己带孩子，容易产生委屈、烦躁、易怒的情绪。

21. 引起产后抑郁症的原因有哪些

引起产后抑郁症的因素比较复杂，总的来说主要有生物学、心理和社会等因素。

（1）生物学因素：在妊娠、分娩的过程中，体内内分泌环境发生了很大变化，尤其是产后 24 小时内，体内激素水平的急剧变化是产后抑郁症发生的生物学基础。怀孕期间雌激素和孕激素水平逐渐增高到峰值，分娩后的 3～5 天其水平逐渐降至基础水平。研究显示，孕激素下降幅度越大，产后抑郁的可能性越大。当然，激素与产后抑郁症的关系尚无定论，还有待进一步的研究证实。

（2）躯体因素：产时、产后的并发症、难产、滞产、手术产是产后抑郁症不可忽视的诱因。由于分娩带来的疼痛与不适使产妇感到紧张恐惧，出现滞产、难产时，产妇的心理准备不充分,紧张、恐惧的程度增加,产程持续时间更长,导致躯体和心理的应激增强,从而诱发产后抑郁的发生。其次,有躯体疾病或残疾的产妇易发生产后抑郁,尤其是感染、发热对产后抑郁的促发有一定影响。

(3)心理因素:产后抑郁症多见于以自我为中心、成熟度不够、敏感、情绪不稳定、好强求全、固执、社交能力不良、与人相处不融洽和内向性格等个性特点的人群中。产前情绪不稳定,有经前紧张综合征者发生产后抑郁症者较多。产褥期妇女情感处于脆弱阶段,特别是产后1周情绪变化更为明显,心理处于严重不稳定状态。由于产妇对即将承担母亲角色的不适应,造成心理压力而出现抑郁焦虑情绪。而产妇的过度焦虑和抑郁可导致一系列生理、病理反应,如去甲肾上腺素分泌减少,以及其他内分泌激素的改变,可致子宫收缩减弱、疼痛敏感、产程延长、出血增多,进一步加重产妇的焦虑、不安情绪,成为产后抑郁症的促发因素。这也是引起产后抑郁常见的因素。

(4)社会因素:支持系统被认为是一个重要因素,它包括丈夫、家人支持及其本人对婚姻的满意度等。产后抑郁症患者多存在支持系统不利、夫妻关系不合、产后亲属关心较少、居住环境恶劣等因素。这些是促发产后抑郁的危险因素。不良的分娩结局,如死胎、死产、畸形儿及产妇家庭对婴儿性别的反感等,是产后抑郁症的诱发因素。产妇经历的负性生活事件,诸如失业、夫妻分离、亲人病丧、家庭不和睦等,是促发产后抑郁症的重要诱因。同时,低龄、单亲、低社会地位、多子女的母亲、父母早年离异、低学历、低收入、新移民等因素,均可增加产妇产后抑郁的易感性。产后抑郁症还与产妇的年龄、民族、职业、孕产期保健服务的质量、产后的母乳喂养、产妇成长过程中所经历的不幸事件等因素有关。

（5）遗传因素：遗传因素是精神障碍的潜在因素。有精神病家族史，特别是有家族抑郁症病史的产妇，产后抑郁症的发病率高。此外，过去有情感性障碍的历史、经前抑郁史等均可引起产后抑郁症。而产妇患有产后抑郁症如果再次怀孕分娩，则具有较高的复发率，其比率可高达50％，过去任何时候有过重症抑郁症的妇女，发生产后抑郁症的危险性可增加30％～40％。

22. 产后抑郁症主要有哪些表现

产后抑郁症的表现多种多样，主要包括以下四个方面。

（1）情绪方面，常感到心情压抑、沮丧，行为表现为孤独、不愿见人或伤心、流泪，甚至焦虑、恐惧、易怒，每到夜间加重。患者抑郁程度一般并不严重，情绪反应依然存在，患者本人也能够觉察到自己情绪上的不正常，但往往将之归咎于他人或环境。

（2）自我评价降低，自暴自弃、自责、自罪，或表现对身边的人充满敌意、戒心，与家人、丈夫关系不协调。患者缺乏对日常活动的兴趣，对各种娱乐或令人愉快的事情体验不到愉快，常感到脑子反应迟钝，思考问题困难。遇事老往坏处想，对生活失去信心，自认为前途黯淡，毫无希望，感到生活没有意义。

（3）创造性思维受损，行为上反应迟钝，注意力难以集中。患者意志活动减低，很难专心致志地工作，尽管他们可能有远大理想和抱负,但很少脚踏实地去做。他们想参与社交,但又缺乏社交的勇气和信心。患者处处表现被动和过分依赖,心理上的症结在于不愿负责任。

(4)对生活缺乏信心,觉得生活无意义,出现厌食、睡眠障碍、易疲倦、性欲减退,还可能伴有一些躯体症状,如头晕、头痛、恶心、便秘、泌乳减少等。约80%的病例,以失眠、头痛、身痛、头晕、眼花、耳鸣等躯体症状为主向医生求助。

另外,当患者病情严重时,产妇可出现绝望自杀或杀婴的倾向,有时陷于错乱或昏睡状态。

23. 患了产后抑郁症怎样治疗

产褥期抑郁症通常需要治疗,包括心理治疗及药物治疗。

(1)心理治疗:心理疗法对产后抑郁症效果明显,也是最主要的治疗手段之一。通过心理咨询针对产妇的不同心理特点和"心病",与产妇展开积极的沟通和交流,帮助产妇走出忧郁灰暗的心理阴影,对产妇多加关心和无微不至的照顾,尽量调整好家庭中的各种关系,指导其养成良好睡眠习惯。引导产妇增强对自我生活的自信,并通过孩子对母亲的依赖来感化产妇,让她的意志更加坚强起来。

(2)药物治疗:药物疗法对控制抑郁症有着起效迅速的优点。因此当产后抑郁症的病症较为严重时,可以适当服用不良反应较轻微的新型抗抑郁药或中药,主要是选择5-羟色胺再吸收抑制剂、三环类抗抑郁药等。

此外,产妇的自我调节也很重要。产妇可以多吃些富含 B 族维生素和氨基酸的食物,如谷类、鱼类、绿色蔬菜、蛋类等。可以主动接受别人的帮助,或主动寻求他人帮助。保障良好的睡眠时间,在婴儿睡觉的时候,母亲应尽量休息或小睡一会儿。不要给自己提过高的要求,降低对自己的期望值。可以主动把自己的感觉和感受向丈夫、家人,以及朋友倾诉。也可以与其他新妈妈聊天,谈各自感受。学会在宝宝睡觉的时候让自己放松,找点自己感兴趣的事情做。日常小事可改变人生,要学会如何让自己和家人休养生息。

24. 怎样预防产后抑郁症

预防妇女产后抑郁症,除了需医护人员精心护理外,家属要多给予产妇照顾或安慰。

(1)自我调适:学会自我调节是最主要的预防和控制手段,有些产后抑郁是产妇性格造成的,如对周围一切的疑虑。所以,有时会发生由于丈夫探望时言语不当、周围人谈话中无意的刺激而引起产妇自责、多疑,最终导致产后抑郁。如果你就是这样的产妇,那么你一定要放下思想包袱。有些产妇由于新生儿总是会出现这样或那样的问题,而自己又没有育儿经验、怕家人埋怨自己没有生男孩等而发生抑郁症。其实,新生儿体质虚弱,有些小毛病也都是十分正常的,至于没有育儿经验可以慢慢地学习,不必过分地担心。另外,对孩子的性别问题,应采取的态度是顺其自然,随遇而安。要知道养育一个健康的孩子才是最重要的。

家人对产妇及新生儿无微不至的关怀,可以减轻产妇精神上的负担,避免产后抑郁症的发生。若新妈妈情绪波动,应消除偏见,多体谅并给予开导和关怀,尽量减轻其心理负担。

（2）心理保健：心理学家研究表明，防治抑郁症关键是平时做好心理保健，改变苦闷心理，性格脆弱的人要改善心理状态，走出忧郁的阴影。一般来说，抑郁的人比较内向，应该尽量减少独处，多交朋友，经常与人交往，可以增强自信心，解开思想郁结。此外，积极参加体育锻炼和科学合理的饮食调养，都对防治抑郁症有不可低估的作用。

（3）增强体质：增强产妇的体质是消除产后抑郁症的必要途径。许多产妇是在遇到种种生活上的烦恼而引发此症的。很多烦恼，都是因为体力不支、奶水不足、睡眠紊乱等因素造成的。经过生育，有的原本身体不佳的产妇更是落下一身毛病，导致抑郁症的发生。加强身体锻炼、产前必要的体能适应，对于抵抗各种疾病、避免产后抑郁症的发生，有很大益处。

（4）及时就医：值得注意的是，许多产妇不知道或害怕去看医生，因此贻误了病情的及时诊断和治疗。产后心理抑郁不可忽视，新妈妈要学会调整心态，正确对待生产后工作生活的各种变化，让心情开朗起来，安全度过心理危机，及早融入社会生活中。

一旦确定自己患了产后抑郁症，新妈妈不能不当回事，抑郁症是一种心理疾病，需要治疗，也不要感觉难堪而死钻"牛角尖"，毕竟这不是单纯的个人问题。应该寻求心理医生帮助，让自己尽早走出低潮。

25. 产后抑郁症影响母乳喂养吗

轻度的产后抑郁症，尤其不需要药物治疗的患者应该加强母乳喂养的意识,增进母儿之间的感情,尽量让宝宝享受母乳喂养的权利。如果病情较重,需要使用较多精神病药物的患者最好不要哺乳,因为药物可以通过血液渗透至乳汁,尤其有自杀倾向,或有伤害别人甚至伤害宝宝倾向的患者,最好不要哺乳,并加强护理。

泌乳过程是一个复杂而且有多种内分泌参与的生理过程。泌乳素在泌乳的启动和维持乳汁分泌中起重要作用。如果产妇出现较严重的抑郁,不但会影响泌乳素的分泌,还由于情绪低落,易疲乏,饮食和睡眠欠佳,有可能造成母亲对哺乳行为不够积极。特别是有些产妇发现自己乳汁少后,也不太积极让婴儿多吸吮乳头或按时吸乳,结果导致乳汁分泌始动时间延迟,乳汁分泌量不足。一般产后第三天泌乳素分泌量较低,此时产妇的情绪可能更低落,对母乳喂养更加缺乏信心,由此形成恶性循环,最终导致母乳喂养质量下降,甚至无母乳而选用代用品喂养。

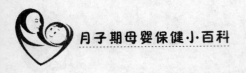
二、科学坐月子

1. 产褥期指的是产后哪个时期

产褥期是指胎儿、胎盘娩出后的产妇身体、生殖器官和心理方面调适复原的一段时间,民间俗称坐月子。这一时期需6~8周,也就是42~56天。在这段坐月子的6~8周时间内,产妇应该以休息为主,尤其是产后15天内应保证卧床休息,调养好身体,促进全身器官各系统,尤其是生殖器官的尽快恢复。

2. 产后为什么要坐月子

怀孕期间和分娩之后,新妈妈的身体发生了变化,这些变化需要坐月子来进行调整。

(1)在生宝宝后,子宫颈和外阴变得松软、充血、水肿,子宫内膜表面出现了创口和剥落。正常分娩情况下,外阴需要十几天的时间、子宫大约42天复原,而子宫内膜的复原需要56天左右。

(2)十月怀胎,宝宝生活在子宫里,给妈妈的内脏增加了负担,待宝宝出生以后,新妈妈需要一定的时间恢复这些器官的功能。

(3)产妇由于分娩时出血多,加上出汗、腰酸、腹痛,非常耗损体力,气血、筋骨都很虚弱,这时候很容易受到风寒的侵袭,需要一段时间的调补,因此产后必须坐月子才能恢复健康。坐月子的目的是在这段期间内做适度的运动与调养、恰当的食补与食疗,使子宫恢复生产前的大小,气血经过调理得以恢复,甚至比以前更好,也就是将不好的体质在这段时间慢慢改变过来。

3. 坐月子休养生息包括哪些方面

新妈妈由于分娩后身体虚弱,抵抗力也较差,需要在产褥期内休养生息。大致应注意以下几方面。

(1)产妇要注意休息,以保养和恢复元气。

(2)要注意调适室温,随时预防寒、温、热侵袭。

(3)产后应保持精神愉快,避免各种不良的精神刺激。

(4)因产后脾胃虚弱,须注意饮食调理,不但要进食富含营养的高蛋白食物,更需多食新鲜蔬菜、水果;身体素质弱者,还宜搭配一些药膳;忌食过咸、过酸、生冷及辛辣刺激的食物。

(5)产后须注意清洁卫生,勤换衣被。

4. 什么样的环境有利于产妇坐月子

产妇坐月子的环境要清洁卫生、舒适、安静,可以使产妇精神愉悦,心情快乐,有利于产妇的休养和恢复。

(1)清洁卫生:产妇月子里大多数的时间是在居室内度过,所以室内物品摆放要整齐,并保持环境的清洁卫生,卫生间的卫生更为重要。

(2)室内温度和湿度要适宜:比较适宜的温度应在$22℃～24℃$;湿度应在$50\%～60\%$。产妇的体力和抵抗力都比较低,所以产妇月子里的居住环境对身体恢复很重要。

夏天不要太热,冬天避免太冷,居室要保持恒温,有利于产妇康复。

（3）居室的空气要清新：保持坐月子的居室空气清新，每天要通风2次，每次通风不少于20分钟。在通风之前，要让产妇和宝宝先到其他房间休息一下，不要让产妇和宝宝吹到对流风，以免受风感冒。舒适的环境不仅能使产妇心情愉悦，还能预防疾病的发生。

（4）月子期间要减少亲戚朋友探视：因产妇坐月子的居室空间有限，休养需要安静的环境，很多朋友入室探望，一是会影响产妇和宝宝的休息；二是外来的人多会带进来很多病菌，容易引起产妇和宝宝感染疾病。所以，最佳的探视时间应该在满月以后。

5. 坐月子一定要"捂"吗

旧习俗认为，产妇坐月子要捂，要门窗紧闭，穿厚衣、戴帽子，因为产妇怕风、怕凉，月子里如果受了风、受了凉，就会留下病根儿，即所谓的"月子病"，一辈子治不好。这种坐月子不能吹凉风的习俗，是有一定道理的。产妇在分娩之后，因肌表、筋骨大开，身体虚弱，内外空虚，出汗多，皮肤的毛孔是张开的，这时如果受风、受凉，寒气直接进入新妈妈体内，很容易引起感冒、腰酸腿痛、头痛、肩膀痛等不适，所以避免受风、受凉是很重要的。

但是，把屋子封得过于严实也是没有必要的，适当的通风和阳光照射可以更新室内空气，防止细菌滋生，对新妈妈和宝宝的健康也是有利的。所以，在不会被风直吹和暴露身体关节的情况下，新妈妈和宝宝还是可以让屋子通通风的。

6. 高龄产妇如何坐月子

经过一次分娩,无论是自然分娩还是剖宫产,都会使身体的元气受到极大损伤,尤其对于身体功能较年轻孕妇相比有所下降的30岁以上产妇来说,更有必要在产后从饮食滋养、生活作息等各方面进行全面调理,这样才能使身体素质尽快恢复到产前的水平。

高龄孕妇产后首先要注意的就是静养。不仅是刚生完孩子头几天要静养,在整个产褥期(产后42天)都要在安静、空气流通的地方静养,不宜过早负重及操劳家务。高龄孕妇中有60%都是剖宫产,手术后的第一天一定要卧床休息。在手术6小时后,应该多翻身,这样可以促进淤血的下排,同时减少感染,防止发生盆腔静脉血栓炎和下肢静脉血栓炎。

在手术24小时后,产妇可下床活动,在48或72小时后,孕妇还可以走得更多一些。这样可促进肠蠕动,减少肠粘连、便秘及尿潴留的发生。当然,到底慢走多久才算合适,还是要根据产妇的身体状况来进行调整。

高龄孕妇产后都很虚弱,一定要吃些补血的食物,但不能吃红参等大补之物,以防虚不受补。比较适合的是桂圆、乌鸡等温补之物。此外,要补充蛋白质。蛋白质可以促进伤口愈合,牛奶、鸡蛋、海鲜等动物蛋白和黄豆等植物蛋白都应该多吃。

对于所怀婴儿个头大的产妇,由于子宫增大压迫下肢静脉,容易引起痔疮,所以还应多吃水果、蔬菜。总体说来,产妇的饮食宜清淡可口、易于消化吸收,且富有营养及足够的热能和水分。

从临床上来看,孕妇年龄越大,产后抑郁症的发病率越高,这可能与产后体内激素变化有关。很多产后抑郁症病例在产前就已经有先兆,如常常莫名哭泣、情绪低落等,这时家人一定要多关心,安抚孕妇情绪。

7. 坐月子要完全卧床休息吗

有人认为坐月子就要完全卧床 1 个月,以休息来恢复怀孕期和分娩时的劳累,其实这完全是不必要的。一般产后第一天,产妇疲劳,应当在 24 小时内充分睡眠或休息,使精神和体力得以恢复。为此,周围环境应保持安静,家人从各方面给予护理和照顾。正常产妇,如果没有手术助产、出血过多、阴道撕裂、恶露不净、腹痛等特殊情况,24 小时以后即可起床做轻微活动,这有利于加速血液循环、组织代谢和体力的恢复;也可增进食欲,并促进肠道蠕动,使大小便通畅。早期适量活动,还可增强消化功能,以利于恶露排出,避免压疮、皮肤汗斑、便秘等产后疾病的发生,并能防止子宫后倾等。单纯卧床休息对产妇来讲是有害无益的。

8. 谁是最佳伺候月子人选

女性分娩后正是幸福与沮丧交织的时候。一方面,新生命的诞生可能使一个家庭的向心力空前凝聚,而中国人坐月子的方式更可能将产妇推向一个"国宝熊猫"一样的备受呵护的位置;另一方面,产妇在生产过程中经历了磨人的疼痛、耗尽了体力。加上产后双乳的胀痛、孩子的哭闹、亲朋探视带来的吵嚷环境,以及种种坐月子的禁忌带来的"圈养"状态,都会使正在经历激素水平剧变的产妇出现情绪低落、烦躁、沮丧等心理变化。因此,伺候月子的人,不仅是家务好手、催乳专家、育婴模范，还应是产妇心理健康的全职顾问。

那么，就目前我国产妇最常见的伺候月子人选来说，谁更合适？是婆婆好还是妈妈好，或是请一个专职月嫂更好，或是老公亲自上阵？本节给出贴心分析，让你自己来判定、选择。

（1）婆婆伺候月子：目前有40%以上的家庭早已预订好婆婆为伺候月子的主力军，以婆婆为主，自家妈妈协助的家庭也占到很大比例。尤其是生了男孩子的家庭，婆婆甚至反对小夫妻请月嫂来伺候月子，她的理由是："我生了几个孩子，个个一表人才。你不会连我对孙子的这份诚心也信不过吧。"话说到这份上，原先有意请自家妈妈"辛苦一个月"的媳妇，也不得不在产前忙着给婆婆架床腾房间了。

优点：婆婆伺候月子的优点，那还用说，对孩子那是一百个尽心尽力。不少爱孙心切的婆婆晚上都自告奋勇要带孩子睡，这对产妇的充分休息、尽快恢复其实是有利的。

关键是媳妇要对婆婆的付出持感恩态度。要想到伺候月子不是婆婆的"份内事"，而是她出于母爱来帮自己，这样的心态才能化解婆媳之间的一些小摩擦。

缺点：有些新妈妈会觉得，自己的婆婆只关注孩子的吃喝拉撒、体重增长，不大关心媳妇的心理变化，这会使生孩子前活泼外向的媳妇感觉郁闷，甚至产生"我就是他们家生儿育女的工具，在婆婆眼里，我就是给他孙子喂奶的奶牛"之类的抵触性想法。某些媳妇急于产后减肥，更容易与不断端出"催乳汤"来的婆婆产生矛盾。

婆婆伺候月子，还容易培养出一个对育婴袖手旁观的

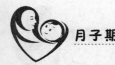

儿子。一些传统观念重的老人认为，男人洗尿布没出息！男人是干大事的，怎能天天冲奶瓶。如果产妇的丈夫认同这一观念，很容易加深夫妻、婆媳之间的矛盾。

婆婆伺候月子，公公也可能会跟过来，连未结婚的小叔子也可能过来蹭饭吃，婆婆认为这没什么，我去买菜，你爸也能替替手，看会儿孩子。殊不知，这等拥挤嘈杂的环境很可能让产妇感到不方便和烦闷，也有可能加深其产后抑郁的症状。想想看，产妇要当着这么多人的面喂奶、换衣，该有多少尴尬在其中。

（2）妈妈伺候月子：大约有35％的家庭会请丈母娘出马伺候月子，婚姻专家也认为，由丈母娘帮忙伺候月子是最好的方式之一，即使女儿和妈妈有育儿观念的冲突也比较好沟通。再说要是老爸需要照料，想跟过来一块儿生活，当女儿的也不必太避讳。

优点：一般来说，妈妈比较关注自家女儿产后的心态调整。在婆婆眼里，月子里媳妇和婴孩的重要性之比大约是2∶8，而在妈妈眼里，女儿和外孙的重要性之比大约是5∶5，有快乐的妈妈才会有快乐的婴儿。想通这一点，许多丈母娘对自家女儿的产后锻炼与恢复身材的计划持支持态度，包括熬月子汤都会注意其中的脂肪比例。母女间的谈心，更使产后抑郁症的发病率可降至最低。

缺点：很可能让"丈母娘看女婿，越看越喜欢"变成"越看越气恼"，尤其是频繁加班、应酬的事业型女婿，在此刻很容易被丈母娘贬斥为"没有责任心"的大男子主义者。抱孩子和换尿布笨手笨脚的女婿，更会被丈母娘背后数落："这点事也做不好，将来我女儿不知会怎么辛苦呢！"

要是完全由丈母娘来带孩子,丈母娘也会对亲家母不伺候月子产生怨言,毕竟,在传统观念里,孩子生下来随爷爷姓的多,很多当妈妈的会在女儿面前嘀咕,"白姓了他们家的姓,他们一家老少,在这节骨眼上倒像没事人似的!"无意间加深了小夫妻之间、产妇与婆婆间的矛盾。

(3)月嫂伺候月子:在大城市,已经有 20% 左右的家庭完全依靠聘请月嫂来渡过产后难关,让婆婆或妈妈帮忙伺候月子的家庭里,也有一部分家庭聘请了保姆或月嫂来分担照料重任,因为大部分产妇生孩子时,婆婆或妈妈都近 60 岁了,昼夜连轴转地伺候月子,实在让她们吃不消。

优点:相比于家中老人的照顾,月嫂的服务更专业。许多月嫂公司对持证上岗的月嫂都有专业培训,包括如何熬制营养平衡的月子汤,如何进行乳房按摩,如何为新生儿洗澡并替其做抚触操,甚至对如何与有产后抑郁倾向的产妇进行沟通,月嫂都有专业知识,这些切实有效地帮助,对产妇的身体恢复和婴儿的健康成长都十分有利。

缺点:收费昂贵。在大中城市你已经很难找到 1 个月 2 000 元以下的月嫂了,有级别的月嫂都在 3 000 元以上,星级月嫂甚至近 5 000 元,只做 28 天,预订也比较难。这对小夫妻来说是一笔很大开支。

专业月嫂带来的另一个问题是,月嫂的大包大揽使得一些惰性十足的 80 后小夫妻对育儿来个"大撒把",不过问、不领会、不介入,听凭月嫂一个人忙碌,这种做法看似是请月嫂请得物有所值,但一旦月嫂离开,小夫妻马上窘态毕露,手忙脚乱。加之一些奶水不好的新妈妈平时甚至很少抱孩子,都是月嫂哄、月嫂抱,妈妈与婴儿的亲情链接很薄弱,一旦月嫂辞工离开,孩子就日夜哭闹,连生病的概率也比其他小孩高得多。

因此,要想在月嫂辞工后顺利接手,年轻的父母要积极学习相关的育儿知识,多提问,勤操练,虚心求教,是十分重要的。

(4)老公伺候月子:目前只有10%的家庭采纳这种坐月子的方式,因为一般单位给男方放的"育儿假"只有1~2周,老公要兼顾工作和照料月子,多数会力不从心。而一般夫妻双方的收入也有限,聘请月嫂很吃力,双方老人因身体或其他原因实在不能伺候月子,老公才会硬着头皮担此重任。

优点:其实大部分西方发达国家都是由丈夫来照料产后的妻子和新生儿,婚姻专家认为这是增进夫妻间感情的极好方式。在忙碌、缺觉、体力透支的情况下表现出来的互相体谅、互相体贴,会在夫妻间形成一种同舟共济的向心力。身处如今这样一个极为发达的网络时代,几乎所有的育儿知识都可以从网络上找到,男性掌握相应的专业知识的可能性,比我们想象的要大。再说由爸爸参与养育的孩子,爱笑,乐观,智商高,有勇气,因此有人开玩笑说,由老公伺候月子才是"宝贝赢在起跑线上"的根基。

由老公伺候月子的另一好处是,没有两代人之间坐月子观念的冲突,这样做可以减少婆媳、翁婿间不必要的摩擦和冲突。

缺点:拜书本或者网友为师学习照料老婆孩子,很可能犯"本本主义"的错误,伺候起月子来非常刻板。而且,当网上的意见与书本上的意见有冲突时,新爸爸往往无所适从。而且,这一类照料月子的方式,要求老公在这一非常时期适当减少工作量,并尽可能争取弹性工作制,这有可能使老公近阶段的收入或晋升受到影响,小夫妻对此要有心理准备。同时,处在伺候月子和工作双重压力下的老公,可能会精力透支过多而表现出沮丧、爱发脾气的状态,而缺少长辈的劝说和缓冲,这些宣泄看上去都会冲着产妇去。因此,双方都学会换位思考,体谅对方的压力和处境,就显得相当关键。须知,老公伺候月子,伺候得好,可加深双方的情意,伺候得不好,激化双方矛盾的可能性也是有的。

9. 月子里如何保持最佳睡眠

在月子里很多新妈妈睡眠质量都非常差,据资料统计,大约有50％以上的新妈妈在月子里会出现情绪低落、头痛、易怒等症状,而这些症状则严重影响了新妈妈睡眠质量。

有助于新妈妈睡眠质量的小细节如下:

(1)月子里新妈妈睡前不吃甜食。甜食很容易让人感到激动、兴奋,因此在睡觉之前最好不要吃巧克力、甜点及喝饮料等。可以喝一点白粥或红酒以起到暖身、暖胃、催眠的功效。

(2)卧室的灯光对睡眠也很重要,舒适的灯光可以调节新妈妈的情绪而有助于睡眠。可以为自己营造一个温馨、舒适的月子环境,在睡前将卧室中其他的灯都关掉而只保留一个台灯或壁灯,灯光最好采用暖色调,其中暖黄色效果会比较好。

(3)月子里新妈妈可以在睡前40分钟喝一杯温开水或热牛奶,这样可以起到镇静、催眠的功效。还可以在睡前洗个热水澡来让自己的身心得到充分的休息。

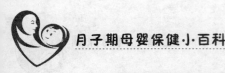

10. 月子期间睡姿有何讲究

新妈妈经过妊娠和分娩后,维持子宫位置的韧带和子宫的位置都有变化,坐月子采取正确的睡姿有益于身体的恢复。

(1)为了使子宫保持正常位置,新妈妈最好不要长时间仰卧。

(2)早晚可采取俯卧位,但注意不要挤压乳房,每次20～30分钟,平时可采取侧卧位,这种姿势不但可以防止子宫后倾,还有利于恶露的排出。

(3)分娩几天后,开始早、晚各做一次胸膝卧位,胸部与床紧贴,尽量抬高臀部,膝关节呈90°。

11. 月子里能洗头洗澡吗

坐月子不能洗头,实际这是不科学的。怀孕、分娩是一种正常的生理现象,产妇应该和正常人一样生活,应该保持自身卫生清洁。

一般产后1周可以洗澡、洗头,但只能擦浴,不能洗盆浴,以免洗澡用过的脏水灌入生殖道而引起感染。6周后可以洗淋浴。月子里是应该洗澡、洗头的,不过在产褥期洗澡洗头,需要注意以下几个方面。

(1)产后1周内身体比较虚弱,可以在1周后进行淋浴,切忌盆浴。

(2)水温在40℃～45℃为宜,浴室内外温差不要太大,以免感冒。

(3)洗澡后要用干毛巾将头发和身体擦干,并注意保暖。

12. 月子里能刷牙吗

传统观念认为,新妈妈在月子期间刷牙,以后牙齿会酸痛、松动或脱落等,这种说法都是片面的,由于孕激素的作用,新妈妈的牙龈容易出血,刷牙又会加重牙龈的出血,但刷牙漱口是清洁牙齿及牙周的主要方法。进食后,食物残渣会残留在牙齿间与牙龈的缝隙间,短时间内就会滋生出细菌,从而引发牙周炎,这不仅影响牙齿本身的健康,还可能成为潜在的病原菌的隐藏处。新妈妈分娩时消耗了很大的体力,产后气血较虚,抵抗力下降,口腔内细菌容易侵入机体,可能引起全身感染。同时,月子恢复期间,新妈妈又会吃很多富含维生素、高糖、高蛋白的营养食物,这些食物大多细软,不要用力咀嚼,容易为产生牙菌斑提供条件。如果新妈妈月子期间不注意清洁牙齿,很容易导致食物残渣留在牙缝之中,在细菌的作用下发酵、产酸、导致牙齿脱钙,形成龋齿或牙周病,并引起口臭、口腔溃疡等。

只要体力允许,新妈妈在产后第二天就可以刷牙,刷牙时,采取正确的刷牙方式有利于保护牙齿。

13. 产后如何刷牙漱口

因为激素的变化,月子里妈妈的牙龈会比较脆弱,容易出血,因此一定要用刷毛比较柔软的牙刷。刷牙使用温水,并在刷牙前把牙刷用温水泡软,以防冷刺激对牙齿及牙龈刺激太大,刷牙时不要横向刷,要纵向刷清理齿间积食。如果新妈妈的牙齿过于敏感,可以在产后前3天采用指漱,即把食指洗净或者缠上纱布,把牙膏挤在指头上充当刷头,在牙齿上来回擦拭,再让手指按压牙龈数遍,保持口腔清洁。

避免牙齿损害,新妈妈在漱口或刷牙后可含清洁、有消毒作用的含漱口剂,每次 15 毫升左右,含 1～1.5 分钟,每日 3～5 次。含漱 15～30 分钟内勿再漱口或饮食,以充分发挥药液的清洁、消炎作用。

14. 产后能不能看书看电视或上网

坐月子期间是可以上网的,只是在这期间千万别太疲劳。产后妈妈的每个器官都比较脆弱,眼睛也一样需要多休息。所以,建议产后妈妈在坐月子期间尽量不要上网和少看电视。

坐月子期间其实可以看电视、看书,不过刚生产完前 10 天里最好不要看书或电视。因为不管是自然生产还是剖宫产,产妇的视网膜会有水肿,一定要等视网膜水肿吸收了以后再看书或电视。而且眼睛疲劳也会造成视力下降,所以产妇在月子后半期虽然可以看书或看电视,但要注意别看太久,以免眼睛疲劳。如有不适一定要尽快去医院检查,以免给日后留下隐患。

另外,月子期间看电视要注意以下几个问题:①看电视的时间不宜过长,最好坐在离电视合适的位置,不要太近也不要太远,以免眼睛过于疲劳,同时也减少电磁波对产妇和宝宝的辐射。②最好看一些喜剧片子,能让自己的心情舒畅。不要看刺激性比较强的节目,如一些惊险恐怖片及过于伤感的内容,以免扰乱产妇的情绪。③看电视时声音不要太大,以免影响宝宝。

所以建议坐月子的新妈妈们,在这一个月子里,最好坚

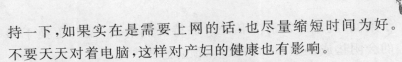

持一下,如果实在是需要上网的话,也尽量缩短时间为好。不要天天对着电脑,这样对产妇的健康也有影响。

15. 产后脱发的原因及预防措施有哪些

(1)脱发的原因:一是因为产后妇女耗伤气血,调养不当导致发根失养,血脉不畅通,气血不充足,毛发得不到气血的供养因而出现了脱发的现象。二是因为产妇从临产到产后,一直处在紧张状态,极易疲劳,再亲自哺乳、照顾孩子,得不到很好的休息,这也是引起产后脱发的原因。

(2)预防方法:①妇女怀孕期和哺乳期应当心情舒畅,保持乐观情绪。②注意合理饮食,多吃新鲜蔬菜、水果及海产品、豆类、蛋类,避免太腻太辣、摄取过量的油脂性食物。③可以经常用木梳梳头,或有节奏的按摩,经常洗头刺激头皮,促进头部的血液循环。

如果产后出现较明显的脱发,应及时检查就诊,并可服用一些不良反应小的药物来止脱生发,以防脱发更加严重。在服用药物的同时,还要养成良好的作息习惯,一方面有益于身体健康,一方面可以为头发提供良好的生长环境。

16. 月子里怎样清洗外阴

新妈妈分娩后一段时间内,体内会有一些血液混杂着坏死脱落的子宫内膜等物经阴道排出,通常称之为恶露。阴道的位置很特殊,前面是尿道,后面是直肠,大小便时很容易污染阴道。因此,阴道内或生殖道创面极其容易受到各种病菌的侵害,而造成感染。同时,分娩会消耗产妇相当多的体力,这往往容易导致身体抵抗力降低,造成某个身体部位甚至全身出现炎症。所以,为了预防产后感染,在坐月子期间,应该经常清洗私处。保持外阴清洁,及时更换干净的会阴垫或卫生巾和内衣,以预防感染。

新妈妈应该从产后第一天起,就每天定时清洗外阴2～3次。如果没有会阴伤口,每次冲洗时,要先擦去分泌物,然后,用清水先冲洗外阴后,再洗肛门处。如果会阴有伤口,可以用0.01%～0.02%的高锰酸钾溶液冲洗外阴,最好每次便后都冲洗一遍。冲洗时,要注意观察会阴伤口愈合情况,检查伤口有无渗血、血肿、硬结及异常的分泌物等。如伤口肿胀疼痛,可用50%的硫酸镁纱布(需要请医生开处方)湿敷,或者当阴道恶露减少时(一般是在产后2周以后),还可用0.01%～0.02%的高锰酸钾水坐浴,每日2次,每次20分钟。

如果伤口愈合良好,会阴缝合的丝线应该能在产后3～4天拆除。但若是会阴伤口出现了感染,则要提前拆线,并把感染创面扩开,每日清创换药。当然,这些操作,自己是做不了的,因此只要发现异常情况,就要及时到医院就诊。

17. 月子里能不能碰凉水

坐月子期间,确实应该注意尽量少接触冰凉、寒冷的环境。如果宝宝预产期在寒冷的冬天,那么建议坐月子期间避免频繁地接触冷水。如果宝宝在盛夏出生,也最好不要长时间待在空调环境下。还有,如果经常开启冰箱门,频繁接触到冰箱里冒出的凉气,对产后恢复也有害无益。

中医学认为,产后气血不足,元气亏损。这个时候的新妈妈腠理不密,风寒凉气很容易入侵到身体,造成气血运行不畅,甚至导致产后身体疼痛,出现肢体或关节酸楚、疼痛、麻木,这就是俗话所说的"月子病"的表现之一。而中医学上的腠理,指的是皮肤、肌肉、脏腑的纹理,以及皮肤、肌肉间隙交接处的结缔组织,新妈妈的身体要靠它来抵御外邪内侵。这种不适往往跟坐月子期间新妈妈起居不够注意、感受风寒、居住环境潮湿阴冷等有关。因此,坐月子期间还是要尽量避免风寒、注意保暖。

当然,如果有人告诉新妈妈坐月子期间绝对不能接触凉水,那她就有点小心过度了。如果只是偶尔接触一下凉水,并不会有太大的害处,但不要持续、频繁地使用凉水。

18. 月子里能不能使用束腹带和束腹裤

爱美是人之天性,不少新妈妈尤其关注自己的体形变化,并认为产后束紧腹部,将有助于产后体形的恢复。于是,等宝宝一生下来,就将自己用束腹带从胯到腹紧紧地裹住,以至于弯腰都十分困难。能下地活动时,便换上束腹裤,紧紧地绷在身上,希望这样能使体形恢复如初。爱美无可厚非,束腹带、束腹裤对体形恢复也有一定的作用,但新妈妈使用时一定要注意方法,以免适得其反。

正常情况下,女性盆腔内生殖器官由各种韧带及盆底支持组织维持其正常位置。而在妊娠后,身体内各个系统均会发生适应性变化,以生殖系统变化最大,尤其是子宫,其容积和重量分别增加至孕前18～20倍;固定子宫的韧带也相应地变软、伸长。分娩后,子宫开始复原,约在10天可降入骨盆内,但需6周才能恢复正常大小。而固定子宫的韧带,因孕期的过度伸展,比孕前略松弛。阴道及盆底支持组织因分娩时的过度伸展、扩张及损伤，使其弹性下降，不能完全恢复到产前状态，因受孕子宫膨胀的影响，产后腹壁松弛，需 6～8 周可逐渐恢复。因此，产后最关键的是要恢复盆底功能，而非收腹瘦身。

新妈妈在使用束腹带时，要注意科学的方法。一般而言，除了剖宫产产妇需要用产后束腹带外，一般新妈妈最好在产后 1 个月再开始使用产后束腹带，使用时应注意束腹带不宜太紧。太紧的束腹带不仅压迫腹腔，还不利于腰腹部的血液循环和代谢，并可能会引起其他疾病。此外，新妈妈产后体形恢复不应完全依赖束腹带，对于盆底功能的恢复和体形恢复，更科学的方法应该是做一些针对性的运动来进行恢复，以及保持均衡饮食，如果不运动、不注意饮食，而是长期依赖束腹带，这是不可取的。产后身体大量出汗，内衣宜穿吸水性较强的棉制品，如果长期使用束腹带束腹，还有可能引起皮疹等不适。

19. 夏季怎样坐月子

盛夏坐月子的新妈妈最好不要长时间地待在空调环境里。也不要忽略经常开启冰箱门，接触冰箱里冒出的凉气，这对新妈妈产后恢复有害无益。所以，夏季坐月子新妈妈应该注意以下几点。

（1）房间环境：注意控制室内的温度。天气炎热的时候，可以使用空调、风扇或手摇扇。室内温度应保持在 25℃左右，以新妈妈感觉舒适为宜。必要的时候可以开空调，或者使用风扇，但一定要避免直接吹到新妈妈。空调的过滤网一定要经常冲洗，防止细菌滋生。室内应经常开窗通风，保持室内空气清新。当空气中湿度过大时,可以使用空调的排湿功能。室内湿度应保持在 55%左右最合适。

(2)日常饮食:除了正常的月子饮食外,在夏天坐月子的新妈妈应注意多喝一些温的白开水,补充大量出汗时体内流失的水分。千万不要因为天气炎热或怕出汗而喝冰水或是大量食用冷饮、饮料和酒精类饮品。饮食要丰富,多食用富含植物纤维的蔬菜和水果,注意从冰箱中拿出的水果不能立即吃,以免受凉。

(3)日常护理:夏天坐月子,刷牙、洗头、洗澡一样也不能少。洗澡最好采用淋浴。坚持每天淋浴,这样才能保持肌肤的毛孔通畅,正常的排汗。淋浴时注意外阴的清洁,千万不要灌洗阴部或者进行盆浴,否则容易引起感染。淋浴后,一定要立即把身体擦干,以免着凉。月子里应特别注意保护牙齿,注意餐后要漱口,睡前要刷牙。

(4)日常穿衣:新妈妈的衣服材质应该选择纯棉的,既透气又吸汗。产后,最常见的身体现象就是出汗多,尤其是以夜间睡眠和初醒时最为明显,因此,新妈妈的衣物一定要选择纯棉的、透气性好的,袜子也是一样。夏季应穿轻薄的长衣长裤,穿薄袜子,尤其是淋浴后,避免吹风。产后出汗多,衣裤很容易湿透,新妈妈千万不要怕麻烦,要多准备一些内衣内裤和贴身的衣物,一旦感觉不舒服,马上换下来,避免着凉。衣物洗净后最好放在太阳下暴晒消毒。

20. 冬季怎样坐月子

冬季坐月子,温暖是大计。应该注意以下几点。

(1)房间环境:北方冬季天气寒冷,室内要有很好的取暖设施。暖气带来的问题是干燥,所以要注意保持室内的湿度。较为便捷的方法就是在房间放置一台加湿器,如果同时具备除菌功能最好;或者在室内放置一盆水;或者每天拖几遍地来增加室内湿度。

南方气候温和,室内外温差不是很大,室内温度可能比室外还低,新妈妈重点是保暖,可以使用空调和电暖气等设备,但切忌温度忽高忽低。

即使是冬天,也应该保证每天都开窗换气,尽量保持室内空气清新。但每次开窗前新妈妈一定要把宝宝转移到另一房间,以免着凉。

(2)日常饮食:冬季坐月子的新妈妈应该禁食生冷、寒凉的东西,应该多吃些营养高、热能高且易消化的食物,同时要多喝水,以促进身体迅速恢复及保证乳量充足。可以多吃一些含烟酸和含维生素的食物。维生素 B_2 是平衡人体耗氧量的重要物质。维生素 A 可起到促进人体代谢循环、补中益气、增强耐寒能力的作用。维生素 E 还有扩张血管的作用,可以加强肢体末梢的血液循环。

(3)日常护理:新妈妈在冬季也可以洗澡、洗头,但最好在生产 1 周以后。洗澡必须淋浴,注意水温适宜,室内暖和。淋浴时避免大汗淋漓,切忌接触冷水,洗后尽快将身体擦干,穿上衣服再走出浴室。新妈妈要注意口腔卫生,漱口水要用温开水。

(4)日常穿衣:不要穿太紧的衣服,可以穿一些比较宽松的纯棉的衣服,穿着衣服的多少以新妈妈冷暖适度不出汗为宜。穿暖和、便于解开的衣物。尽量不要穿套头毛衣等,选择开衫的毛衣和棉衣。此外,新妈妈宜穿棉袜、厚底软鞋,保持脚部的温度。产后为了保护腰部、避免腰痛,不宜睡太软的床,被褥不要过厚,即使冬天被子也应比怀孕后期薄一些。应选用棉质或麻质等轻柔透气的产品。每1～2周换洗、暴晒1次。

21. 会阴侧切后怎样护理伤口

(1)保持正确的卧位:如为左侧切应采取右侧卧位或仰卧位,以免恶露污染伤口。

(2)保持外阴清洁、干燥:①及时更换卫生巾。②24小时内护士会为产妇做会阴冲洗2次。③如厕大小便后,如有条件应使用流动水(冲洗池)冲洗会阴;便后擦拭时应从前向后擦,以免污染伤口。

(3)早期做缩肛运动:促进盆底组织、会阴组织及产道恢复。

(4)促进伤口水肿消退:如有伤口肿胀,在排除感染的情况下可做理疗,也可用75%酒精或50%硫酸镁的棉纱外敷,以促进水肿吸收。

(5)酌情拆线:伤口一般情况下4天左右拆线,肠线需慢慢吸收,约1个月恢复。

(6)不可急于恢复性生活:性生活一般在产后2个月左右恢复。

温馨提示:产后有侧切的妈妈往往不敢排大小便,怕伤口裂开,正常情况下是不会发生这种问题的。另外,在伤口缝合时阴道口是用肠线缝合的,不用拆,有的妈妈以为线没拆干净;当肠线吸收到一定程度时,线就会松,您在清洗外阴时轻轻将线拉出就可以了。

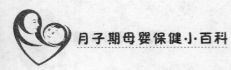

22. 剖宫产后怎样护理伤口

新妈妈剖宫产后,医护人员会告之怎样护理伤口,以尽量保持伤口清洁,防止感染。一般来说,主要注意以下几个要点。

(1)做好消毒清洁,不要沾水:定时更换伤口的纱布和药,更换时,要先用卫生棉球蘸取 75% 的酒精擦拭伤口周围,进行消毒。

伤口未愈合前不要沾到水,产后 2 周新妈妈最好不要洗澡(恶露未排干净之前一定要禁止盆浴,同时每天需冲洗外阴 1~2 次),以免污染伤口,引起感染发炎。可以用湿毛巾擦拭身体缓解不适。

(2)动作应温和:现在剖宫产的伤口一般都是横切,特别注意行动、动作要温和,少做身体后仰等动作,咳嗽或大笑时要用手按住伤口两侧,以免拉扯到伤口。

(3)伤口不适的处理

①渗液较多。产后注意观察伤口,如果伤口有较多渗液流出,要及时告知医护人员处理。如果已经出院,可以用高渗透性的盐水纱布引流,并用盐水冲洗,同时增加换药次数,渗液严重时,要去医院治疗。

②伤口发痒。伤口发痒是正常现象,不要用手去抓挠,可以用无菌棉签蘸 75% 的酒精擦洗伤口周围止痒。

③伤口痛。伤口在麻醉药效过后开始疼痛,2~3 天后疼痛缓解,如果疼痛持续且有异常情况,如伤口红肿、发热时,很可能是发炎了,需要及时请医生处理。

(4)多吃有利于伤口恢复的食物:伤口愈合需要大量的

营养支持，产后要保证营养，促进伤口愈合的主要营养素有：蛋白质、锌、铁，以及 B 族维生素和维生素 C 等，新妈妈可以进食以下食物来补充：含优质蛋白质和 B 族维生素的鱼、鸡、鸡蛋，含锌丰富的海带、木耳，含丰富维生素 C 的苹果、橙子、草莓等。另外，蜂胶胶囊和花粉片，也有利于伤口愈合，可以适当食用一些。

23. 如何护理好剖宫产的新妈妈

（1）少用镇痛药物：剖宫术后，麻醉药作用逐渐消退。一般在术后数小时，伤口开始出现疼痛。此时，为了让妈妈能很好地休息，医生在手术当天或当天夜里会用一些镇痛药物。当然，在此之后最好不要再用镇痛药物，因为它会影响妈妈的身体健康，尤其是影响肠蠕动功能的恢复。所以，妈妈要做好一定的思想准备，对疼痛做些忍耐。

（2）术后多翻身：由于剖宫产手术对肠道的刺激，以及受麻醉药的影响，产后都会有不同程度的肠胀气，会感到腹胀。如果多做翻身动作，则会使麻痹的肠肌蠕动功能恢复得更快，肠道内的气体就会尽早排出，可以解除腹胀。

（3）宜取半卧位：剖宫产的妈妈不能像正常阴道分娩的产妇一样，在产后 24 小时就起床活动。因此，恶露相对不易排出。如果采取半卧位，同时配合多翻身，就可以促使恶露排出，促进子宫复旧。

（4）产后尽力排尿：在手术前后，医生会在妈妈身上放置导尿管。导尿管一般在术后 24～48 小时，待膀胱肌肉恢复收缩排尿功能后拔掉。拔管后，妈妈要尽量努力自行排尿，否则，再保留导尿管容易引起尿路感染。

另外,只要体力允许,在导尿管拔除后应尽早下床活动,并逐渐增加活动量,这样不仅可促进肠蠕动和子宫复旧,还可避免术后肠粘连及血栓性静脉炎形成。

(5)饮食要求:术后第二天,可以吃清淡的流质食物,如蛋汤、米汤。忌进食牛奶、豆浆、大量蔗糖等胀气食品;待排气后,则可进半流质食物,如稀粥、汤面、馄饨等;以后再恢复普通饮食。

(6)卫生要求:剖宫产妈妈除了和自然分娩的产妇一样,要勤刷牙、洗脸,勤换衣,每天冲洗外阴1~2次以外,还要注意保持腹部切口的清洁。

24. 产后多久可以开始运动

产后运动时间,因分娩方式而异。

(1)自然分娩、没有产后大出血情况的妈妈:在生产后2~3天就可以下床走动,3~5天后就可做一些收缩骨盆的运动,而在产后2周,就可以做柔软体操或伸展运动。

(2)剖宫产的妈妈:视伤口愈合情况而定,一般来说,产后1个月可开始做伸展运动,而产后6~8周才适合做锻炼腹肌的运动。

(3)适宜产妇的运动项目:产妇身体虚弱,温和的有氧运动适合产妇,如散步、慢跑等。下面介绍一些有益健康的运动项目。

①会阴收缩运动

目的:促进阴道恢复和预防子宫脱垂。

时间:自产后第一天开始。

方法:仰卧或侧卧吸气,紧缩阴道周围及肛门口肌肉,闭气,持续 1～3 秒再慢慢放松呼吸,重复 5 次。

②胸部运动

目的:使乳房恢复弹性,预防松弛下垂。

时间:自产后第三天开始。

方法:平躺,手平放两侧,将两手向前直举,双臂向左右伸直平放,然后上举至两掌相遇,再将双臂身后伸直平放,再回前胸后回原位,重复 5～10 次。

③颈部运动

目的:加强腹肌张力,使颈部和背部肌肉得到舒展。

时间:产后第四天开始,每天 5～10 次。

做法:平躺仰卧于床上;抬高颈部,使下巴向胸部贴近,身体保持不动,眼睛直视腹部,再回到原来姿势。

④臀部运动

目的:促进臀部和大腿肌肉收缩。

时间:自产后第七天开始。

方法:平躺,将左腿弯举至脚跟触及臀部,大腿靠近腹部,然后伸直放下,左右交替同样动作 5～10 次。

(4)产后运动应遵循三原则

①避免剧烈运动。产后立即进行剧烈运动减肥,很可能影响子宫的康复并引起出血,严重时还会使生产时的手术创面或外阴切口再次遭受损伤。

②选择轻、中等强度的有氧运动。有氧运动有极佳的燃脂效果,包括慢跑、快走、游泳、有氧舞蹈等,进行的时间至少要持续12～15 分钟以上才有效果。

③心态平和。产后健身的信念一旦树立,就不要半途而废,但也不要急于求成,要心态平和地面对产后减肥。

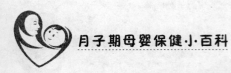

25. 最佳的哺乳姿势是怎样的

要想很好地进行母乳喂养,首先就要从正确的哺乳姿势开始。正确的哺乳姿势一般有四种。

(1)半躺式

具体方法:让宝宝横倚着妈妈的腹部,脸朝向妈妈的乳房。在妈妈的背后用枕头垫高上身,斜靠躺卧。妈妈用手臂托起宝宝的背部,让他的嘴巴可以衔住妈妈的乳头。

优点:哺乳中,便于妈妈休息。

在分娩的头几天,妈妈做起来仍有困难,而以半躺式的姿势哺乳宝宝最为合适。

(2)橄榄球式

具体方法:让宝宝躺在妈妈的臂弯里,有需要时可用软垫支撑。妈妈用下臂托着宝宝的背部,身子应稍微前倾,让宝宝靠近乳房。开始喂哺后,便放松并将身子后倾。

优点:这种姿势可让宝宝吮吸到下半部乳房的乳汁。

在喂哺双胞胎时,或同时有另一个宝宝想依偎着妈妈时,这种姿势尤为适合。

(3)摇篮式

具体方法:让宝宝的头部枕着妈妈的手臂,腹部向内。妈妈应用手托着宝宝的臀部,方便身体接触。妈妈可用软垫或扶手支撑手臂,这样手臂的肌肉就不会因为抬肩过高而绷得过紧。

优点:使用手支撑颈背部,对宝宝的头部可形成更好的控制。当用来为早产儿或叼乳头有困难的宝宝哺乳时尤为合适。

（4）侧卧式

具体方法：让妈妈在床上侧卧，背后用枕头垫高上身，斜靠躺卧。让宝宝横倚着妈妈的腹部，脸朝向妈妈，让他的头枕在妈妈的臂弯上。使宝宝的嘴和妈妈的乳头保持在同一水平线上。

优点：用这种姿势哺乳便于妈妈休息。会阴切开或撕裂疼痛，或痔疮疼痛的女性采用此姿势最合适。

26. 如何避免宝宝咬破乳头

引起这个现象的原因很多，最常见的是宝宝长牙，牙床肿胀，会有咬东西减痛的需要。除了宝宝长牙之外，如果使用人工奶嘴，出现鼻塞不适、喝奶量降低或需要得到更多的关注时，都有可能导致宝宝咬妈妈的乳头。解决问题的重点是，先找出问题症结所在，进而再解决问题。

如果宝宝是第一次咬痛你，请先保持沉稳，不要对宝宝大叫或大骂，避免使其受到惊吓；也不要急着拉出乳头，不妨先深深吸一口气，缓缓吐出，等自己心神比较安定时，再让宝宝松口，然后好好检查一下自己的乳房。这样做是为了避免一时着急，反而拉伤乳头。如被咬之后，可以暂停喂奶，给宝宝固齿器，并且用严肃的口气告诉他："这个才可以咬，妈妈的乳头不可以咬。"不要以为宝宝小，什么都不懂，其实，她会对妈妈的语气产生反应。注意以下几点可以避免宝宝咬乳头。

（1）喂奶时要感知宝宝的吸吮动作：首先，如果发现宝宝长牙的征兆，就要在喂奶时尽量保持警觉。通常宝宝在吸吮乳房时，会张大嘴来含住整个乳晕。错误的吸吮动作是宝宝的嘴巴只含住乳头,这样就容易因姿势不良而导致妈妈的乳头破皮。所以,在宝宝吃得半饱时,不妨留意一下宝宝的吸吮位置是否改变,若宝宝稍微将嘴巴松开,往乳头方向滑动,就要留意了,要改变宝宝的姿势,避免乳头被咬。

(2)舒缓宝宝牙龈肿胀的不适:如果妈妈感觉宝宝可能快要咬您了,一定要尽快把食指伸入他嘴里,让宝宝不要真的咬到乳房。还有,宝宝已经吃够了奶,最好不要让宝宝衔着乳头睡觉,以免宝宝在睡梦中,因牙龈肿胀而起咬牙的冲动。建议您可以在宝宝熟睡之后,将干净的食指或小指,缓缓伸入宝宝口中,让小宝宝松开乳房。

此外,也可以让宝宝咬原料无毒的固齿器,来缓解牙龈肿胀的感觉。冰凉的固齿器、小萝卜、冷冻过后的苹果切片或小手帕,也能帮助舒缓宝宝的不适。当然,必要时可以请教儿科医师,看看是否有缓解宝宝长牙时牙齿不适的牙龈药膏,当宝宝不舒服时,涂抹在她的牙床上。

(3)找个安静的角落喂奶:这个阶段的宝宝,开始变得容易受外界吸引,因此,在喂奶的时候,最好找个安静、较少受影响的角落来喂奶。如此一来,可以避免宝宝受到外界环境的吸引,突然转头而拉扯到乳头,否则妈妈的乳头会很容易受伤的。

27. 剖宫产术后多长时间可以哺乳

剖宫产术后2小时内,由于麻药的作用,暂时不感觉疼痛,要充分利用这段时间,让处于清醒状态的母亲和婴儿在术后30分钟进行早期皮肤接触,早吸吮,早开奶,同时学会正确的哺乳姿势及乳房护理方法。

28. 母乳不足怎么办

月子期间为了增加泌乳量,新妈妈可以适量多吃些汤类,如鱼汤和肉汤。我国很多家庭会给新妈妈做猪蹄花生汤和鲫鱼豆芽汤,以及鸡汤和肉汤等。一般体质的新妈妈还可以喝生化汤。生化汤是用当归、川芎、桃仁、干姜和甘草煎服。它的主要功效是补血,并有利于产后恶露不尽、小腹冷痛等症状的恢复。

如果产妇的乳汁分泌不足,可以在煮汤时放一些通络下乳的常用中药,如生麦芽、通草、漏芦、王不留行、穿山甲等。

新妈妈乳汁分泌不足有时是生产过程中伤气伤血引起的。如果是气虚,你会感觉乏力、气短,中医通常会建议你在汤中加入党参、黄芪、白术、茯苓等补气。如果是血虚,常见的症状是头晕目眩、心慌、面色苍白,那么可以在汤里加入当归、何首乌、熟地黄、白芍等补养阴血。

乳汁减少还可能与产后情绪有关。如果表现为烦躁易怒、胸胁胀闷,那么可以在煲汤时加入柴胡、郁金、青皮、橘叶络等,以疏肝解郁通络。

坚持喂奶,促进乳汁分泌。先吃一侧再换另一侧。需要注意的是,乳汁分泌不足的原因有很多种,需要咨询医生,甄别不同的情况,根据自己的体质进行选择。

29. 母亲是乙肝病毒携带者可以哺乳吗

一般来说,乙肝病毒携带者孕妇给宝宝喂奶不会传染病毒。因为,一般乙肝病毒携带者育龄女性在分娩后,新生儿应在最短时间内注射乙肝疫苗和乙肝免疫球蛋白,注射之后,这些疫苗和免疫药物就会很快对孩子形成保护。而研究也发现,即使是乙肝病毒携带者,只要她们乙肝病毒 DNA 检测为阴性、肝功能正常,就说明体内的病毒没有活跃,而此时检测乳液乙肝病原体,如未发现其中含有乙肝病毒,符合上述条件的新妈妈可以放心地给孩子哺乳。如果出现乳头破裂时,应该禁止喂奶,所以哺乳期间保证自己的卫生,对于携带乙肝病毒的新妈妈更为关键。另外,如果携带乙肝病毒的新妈妈还是担心自己的病毒侵害孩子的话,那也可以采取把自己的乳汁吸到奶瓶,用奶瓶喂养的方式,而盲目地放弃母乳喂养则是一个错误的行为。

30. 母乳喂养的婴儿腹泻是怎么回事

宝宝刚生下来,由于他的消化功能还没有完善,所以会有生理性腹泻的发生,如果宝宝的生长发育和精神状态没有太大的影响,可以不用过多的担心。母乳喂养的婴儿腹泻时妈妈要注意自己的饮食情况,易吃清淡、不油腻的食物。可以服用一些微生态制剂,调节肠道菌群。

31. 哺乳时妈妈应注意些什么

(1)刚出生的婴儿吃奶时容易疲劳。所以,有时吃着吃着就睡着了。此时,可轻轻地把婴儿弄醒,让其继续吃奶。

(2)每次喂奶后,应将孩子竖抱起来轻拍肩部,让孩子打几个嗝,将吃奶时吞进胃里的空气排出来。然后让孩子朝右侧卧 30 分钟,再平卧,以防止吐奶。

(3)喂哺婴儿时,妈妈不能睡着喂,因为如果妈妈睡着了,乳房会堵住孩子的口鼻,发生呼吸困难,缺氧而窒息,造成生命危险。也容易养成孩子含着乳头睡觉的不良习惯。

(4)乳量过多的母亲,当孩子吃奶时,另一个乳房容易溢奶。此时,可将溢奶的乳头向上折,轻按一会儿,溢奶就会停止。

(5)喂奶时应注意卫生,保持乳头清洁。喂奶时可用温水擦洗乳头。每次喂奶前要给婴儿换好尿布,把手洗干净。

32. 母乳喂养多久最合适

随着孩子逐渐长大,母乳所供给的各种营养成分已不能满足小儿生长发育的需要,一般在 9～12 个月时可以断奶,在奶制品或其他代乳品缺乏的地区,断奶可适当延迟至 1 岁半左右。

33. 母乳喂养是不是可以避免怀孕

哺乳期不会怀孕的传统观念已被科学结论否定。最近的一项研究《产后排卵恢复时间及其影响因素的研究》得出的结果表明:50％以上的妇女在产后 60 天内已恢复排卵。故产后一旦恢复性生活,就必须避孕,不能因尚在闭经期而不采取措施。

34. 母乳喂养有什么好处

(1)母乳的营养成分完备,适合婴儿的需要,尤其对 6 个月以内的婴儿更为适合。

(2)母乳的成分能随着发育的需要相应地发生变化。产后1～2 天内分泌的乳汁叫初乳,色黄质稀,含有较多的蛋白质和固体成分,还有轻泻作用,有利于新生儿排出胎粪。随着新生儿生长和发育,母乳逐渐变浓,量也增多,到 6 个月左右达到最高峰,以满足婴儿需要,这是任何其他乳类所不及的,也是母乳独具的特殊优点。

(3)母乳含有多量抗体,新生儿能从母乳中获得免疫抗体。

(4)母乳的温度宜于婴儿食用而且清洁、新鲜,随时可食用,被污染的机会较少。

(5)在产后哺乳,还可能帮助产妇的子宫收缩,使子宫早日恢复正常。母亲用自己的乳汁喂婴儿,可密切母子间感情,使婴儿获得更多的母爱,也有利于婴儿早期的智力发育,还可帮助尽快减去怀孕期所增加的体重,恢复到正常的状态。

35. 最佳的断奶时节是什么时候

要选择季节,夏季和冬季最好不要断奶,因为气候的原因会引起宝宝身体多种不适,还有断奶是一个渐进的过程,有些吃母乳的孩子会在断奶时,不吃奶粉,这对他的生长是不利的,所以在断奶时,要在适当的时候加奶粉,让他逐渐适应,最终达到断奶的效果。

36. 新生儿喂母乳好还是配方奶好

不管用什么方式喂养宝宝都是想让宝宝的营养补给更科学,更均衡。不过首选的当然是母乳喂养,如果奶水不足或者随着宝宝长大奶水变少的话,可以考虑用配方奶粉加以辅助。

37. 每天给宝宝喂几次奶合适

　　婴儿刚生下来不久的初生阶段,因为母乳的分泌量比较少,而且也比较稀薄,因此,这个阶段喂奶的时间不固定。可以根据母乳分泌量的多少、新生儿的饥饿反应,灵活地掌握每次喂奶的时间,主要应该以新生婴儿能吃饱睡实为依据。

　　婴儿出生 15 天后,可以考虑逐步固定喂奶的时间,使婴儿养成定时定量吃奶的习惯。从第 15 天起到 2 个月以内的婴儿,一般每天喂 7 次奶比较合适,多一次或者少一次也可以。每次喂奶间隔时间为 3 小时。2~4 个月的婴儿,每天可喂 6 次奶左右,中间每次喂奶的间隔时间为 3 个半小时。4~6 个月的婴儿,每天喂奶的次数可下降为 5 次,每次间隔的时间为 4 小时。上面所讲的婴儿喂奶次数,是对一般正常发育的婴儿来说的。婴儿生长发育的情况各不相同,要根据实际情况酌情考虑。如果你的孩子每次吃奶量比较多,那就可以酌量每天少喂一次,如果孩子每次吃奶的量比较少,饿得比较抉,也可以考虑每天加喂 1~2 次。

38. 哪些产妇不适合母乳喂养

　　(1)有乳腺疾病:当新妈妈患有严重的乳头皲裂或者乳腺炎等乳腺疾病时,应暂停母乳喂养,及时治疗,以免加重病情。但一定要把母乳挤出,等痊愈后再喂养。如乳头或乳晕附近有活动性单纯疱疹病毒时,也应暂停哺乳。

　　(2)有母婴传播性疾病:当新妈妈患有活动性结核,肝炎,艾滋病,或被巨细胞病毒感染,病毒可通过乳汁传播引起宝宝感染,应禁止母乳喂养,改用人工喂养。

（3）代谢疾病：当新妈妈患有甲状腺功能亢进或者减退，正在服药或需终身服药时，不宜选择母乳喂养，以免引起宝宝的甲状腺病变。

（4）有心脏病与肾炎：新妈妈患严重心脏病，慢性肾炎时，母乳喂养会增加心脏和肾脏负担，严重时甚至导致心力衰竭。患有肾病的新妈妈由于乳汁中蛋白质含量低，对宝宝的健康也不利，所以应停止母乳喂养。

（5）严重感染性疾病时：患急性感染性疾病的新妈妈，如肺炎、严重感冒等，往往需要使用大量抗生素药，建议暂停哺乳几天，同时定时挤奶，待感冒痊愈后再恢复母乳喂养。

（6）有精神疾病时：当新妈妈患有严重的精神疾病，如癫痫病等，应为长期服用抗癫痫药物，这种乳汁会对宝宝产生一定影响，如吮吸力不强、体重增长缓慢、嗜睡、呕吐等。当癫痫发作时还会伤及宝宝，容易引发意外，故不宜母乳喂养。

（7）有恶性肿瘤时：当新妈妈可能需要接受化疗，或长期需要服用激素等药物，因此对宝宝不利，应停止母乳喂养。

39. 产后减肥应注意哪些事项

想要减肥，方法多种多样，关键是要看哪种减肥方法适合您。对于产后妈妈来说，减肥更要慎重，尤其是母乳喂养的妈妈，最好采用营养饮食、适当运动的方法减肥，切忌不要服用任何有不良反应的药物，以免影响宝宝健康，那就太不值得了。

（1）母乳喂养妈妈

①运动减肥。对于减肥而言，运动无疑是最有帮助的，

虽然运动见效缓慢,但运动可以保持体重,改善胰岛素敏感度,提高静代谢率,这些长久的好处,则是单纯控制饮食无法办到的。所以排在第一名的减肥方法是合理控制饮食加运动。

　　提示:运动减肥是一项长期的任务,运动开始阶段的45天内很难见效,而且稍稍增加运动量易感疲劳,加上活动时快速被消耗的是葡萄糖而不是脂肪,因而不易变瘦。加强体育锻炼必须持之以恒,如锻炼中途停止,则脂肪细胞体积又会增大,而使体重恢复到运动前水平,甚至反弹,比原先还要胖。因此。运动减肥虽然是一个很好的、很健康的减肥方式,但并不是每个人都能持之以恒的。

　　②坚持母乳喂养。母乳是婴儿天然的、营养比例全面的佳品,母乳喂养不仅可以满足婴儿生长发育的需要,而且对于产妇的恢复也有帮助。母乳喂养有助于减肥。母乳喂养能不断消耗孕期积存的脂肪,促进子宫尽快修复,同时还能预防乳腺癌、子宫内膜癌和卵巢癌的发生。

　　③保持充足的睡眠。减少睡眠时间不仅不利于减肥,还会使乳汁分泌减少。减少睡眠会使人体生长激素分泌不足而减缓体内脂肪的代谢。另外,睡眠不足使体内胰岛素不能正常地代谢葡萄糖,脂肪转化慢,体重会有不同程度的增加。因此改善睡眠质量和保证睡眠时间,将有助于减肥和防止减肥后的反弹。

　　(2)非母乳喂养妈妈:对于不哺乳的妈妈来说,可以选择的减肥方法就更加多样化了。除了考虑运动减肥、保持充足的睡眠等方式外,还可以考虑以下几种减肥方法,但要注意选择适合自己的。

①束身衣减肥。塑造从胸部到腰部的线条，让腰部与上半身看起来更加苗条修长。没有什么让脂肪移位的说法，所以此类产品本质并不产生减脂效果。对于哺乳妈妈来说，长期穿过紧的束身衣，容易造成血液不循环，可能会影响乳汁分泌，剥夺宝宝喝母乳的权利。

②营养减肥。吃得少，又吃得营养价值高，这也是饮食减肥方法的精髓。单纯性肥胖者最基本的问题，即是摄入热能大于消耗热能。而摄入热能过高与日常食物中所含的卡路里偏高，或者食物摄取量过多有关。所以营养减肥的方式主要就是代餐，用高营养、低热能的食物来替代低营养、高热能的食物，但要注意营养均衡，尤其是母乳喂养妈妈更要牢记。

产后科学合理的膳食是至关重要的。如果妈妈长时间不进食，或者暴饮暴食，就容易造成产后肥胖，体形不容易恢复。妈妈可以采取少量多餐的方法，以使身体有更多的时间来燃烧热能，同时，少量多餐是适应新胃口的有效方法。

③西药减肥。起效快，效果好，但有反弹，有不良反应。严格意义上来讲，西药减肥都应该归属处方药，可惜的是，现在的减肥药大都打着健康旗号，暗地里却添加有药物成分，甚至超过安全剂量数倍的药物，结果吃出各种问题来的现象时有发生。不过，减肥药也有它有用的一面，如不考虑反弹与不良反应因素，单论起效快，减得多，它应该名列榜首。如果您打算服用西药减肥，一定要到正规商家购买安全的西药。

④喝茶减肥。这是最方便、最简单的减肥方法。很多

天然的植物中包括茶叶,都或多或少有减肥的功效,虽然减肥效果没有那么明显,不过长期坚持,自会有帮助。尤其适合作为辅助减肥方法使用。但有些市售减肥茶,通常含有泻药,减肥机制以泻为主,不可取。

⑤外用减肥。减肥霜之类的外用产品对机体脂肪代谢过程一般不能发挥影响,对全身性肥胖的治疗没有多大帮助。使用任何一种减肥霜都需要按摩、热敷等。一句话,只要按摩得法,一样可减肥。其实,真正的作用在于按摩,减肥霜只起辅助作用。

⑥节食减肥。经济,减肥速度快,但容易造成营养不良,反弹率高。由于节食会使基础代谢率降低,基础能耗越来越减少,减肥难度一次比一次高,控制脂肪细胞内脂肪储备量的脂肪酶变得更加活跃,以致更容易储存脂肪,恢复饮食后,会迅速复胖,甚至超过原来水平。

40. 哺乳期如何选用胸罩

哺乳期的女性选用胸罩十分有讲究,不但要方便哺乳,还要干净卫生,没有压抑感。

(1)佩戴乳罩不可有压抑感,即乳罩不可太小,应该选择能覆盖住乳房所有外沿的型号为宜。

(2)乳罩的肩带不宜太松或太紧,其材料应是可少许松紧的松紧带。

(3)乳罩凸出部分间距适中,不可距离过远或过近。另外,乳罩的制作材料最好是纯棉,不宜选用化纤织物。最重要的一点是胸罩要干净卫生。

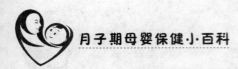

41. 产后常用热水泡脚有益健康吗

产妇用热水泡脚有益。有的产妇受旧风俗影响,产后不敢洗脚,甚至睡觉时也不脱袜子,怕脚心受凉,怕以后会引起脚后跟疼痛、腿脚麻木,就是常说的"产后足跟痛"。其实这种担心是不必要的,也是没有根据的。科学的说法是"睡前洗脚,胜过打针吃药"。产妇不但要洗脚,而且还要多洗脚,天天洗脚,不仅是洗脚,而且还要泡脚。

产妇自产后 3～5 天,应当每天晚上用热水泡脚 15～25 分钟,这样可以活跃神经末梢,调节自主神经和内分泌功能,也有利于血液循环,能起到强身壮体、加速身体复原的作用。尤其是产妇经历了分娩过程以后,已筋疲力尽,每天用温水泡泡脚还可以解乏,使全身舒服,对解除肌肉和神经疲劳大有好处。产妇在洗脚时还可以结合足疗按摩,不断地按摩足趾和脚心,可提高泡脚保健的功效。

42. 分娩后要用多少卫生巾

刚分娩后,恶露(产后子宫出血)通常是鲜红色的,量很大,而且可能含有血块。在起初的 6～12 小时内,休息时的出血量会有所减少。但是,一旦起身活动时有可能会感到再次大量出血。这是因为当改变姿势的时候,身体里积存的血液就流了出来。产后住医的时候,护士会为产妇垫上小块的一次性床单,以防出血渗漏。出院后,就要自己准备好可以铺垫的东西,以防把床弄脏。

很难说产后应该多长时间更换一次卫生巾,这要依血量而定。不过,刚开始时很可能需要每 1～2 小时更换一次,然后,在接下来的 2 天里,每 3～4 小时换一次。这时,新妈妈最好购买专用的产后卫生巾,这一点非常重要,因为这类卫生巾更长、更软,而且比普通卫生巾吸收性更强。应该至少准备2～3包(每包12个)。在产后的前几天里,很多妇女会选择一次性内裤,因为这时候很容易渗漏。如果你不想买或不喜欢一次性内裤,高腰的旧纯棉内裤也很好。但是又小又窄的内裤很难将卫生巾固定住,如果有淤血或缝合的伤口,这样还会让新妈妈感到很不舒服。

生孩子后,保持清洁和舒适很重要,所以,要尽可能频繁地更换卫生巾,以保持干净清爽。上厕所后,可以用一个水盆或淋浴喷头清洗下身。

经过最初几天后,出血量会逐渐减少,颜色也会从鲜红色变成偏粉红色,而且越来越稀,到2～3周将变为褐色。

如果是母乳喂养,新妈妈可能会注意到每次喂奶后,出血量会增多,这是因为孩子的吮吸也会引起子宫收缩,从而使更多的血流出体外。当没有足够时间休息调理时,出血量也会略微增加。

到分娩后1周左右,也许就可以使用粘在内裤上的普通卫生巾了,而到第四周时,很可能只用卫生护垫就行了。不要一次购买太多某类产品,因为需要会随着时间而变化,当然,准妈妈也要保证有足够的储备,以供不时之需。

43. 产后视力下降如何护理

生完孩子后视力下降主要是由于妇女产后气血两亏造成的。这是因为妇女在妊娠、分娩过程中体力和精力的消耗都很大,对肝、肾都会造成一定影响,因此大多会不同程度地出现气血两亏、肝肾两虚的现象,个别产妇还因产后失

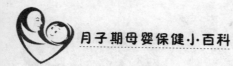

血过多而造成贫血,这些情况对视力都会带来很大影响。

生完孩子有视力下降症状的产妇可适当服用一些人参养荣丸、杞菊地黄丸等有补肝肾、调气血作用的中成药,并注意让眼睛适当休息,静心养目,视力一般是可以很快恢复的。另外,中药枸杞子、菊花、川石斛等对恢复视力也很有帮助。平时也要保护眼睛,应该做到以下几点:①要常常闭目养神,不要长久看书,看电视。②要合理补充营养,多吃富含维生素 A 的食物。③要注意用眼卫生,平日不要用脏手揉眼,不要与家庭成员合用洗漱用品。④要劳逸结合,睡眠充足,坚持做眼保健操。

44. 新妈妈产后经常漏奶怎么办

有的妈妈产后不久,乳汁不断外流,民间俗称"漏奶"。漏奶是指乳房不能储存乳汁、随产随流。医学上称为产后乳汁自出,属于病理性溢乳,需要治疗。

(1)产后漏奶的原因:①从乳房结构上看,乳头位置较低会产生漏奶。②妈妈因气血旺盛,乳汁分泌有余,乳房充满,盈溢自出。这不属于病态。③妈妈因看到宝宝或别的妈妈哺乳,产生条件反射,引起自己的乳汁漏出。④产后因气血虚弱、中气不足,不能储存乳汁而致乳汁自出。⑤产后情绪不畅,过于忧愁、思虑、悲伤,使肝气抑郁,气郁化火,肝经火盛,而导致乳汁外溢。

(2)产后漏奶的居家调理

①日常生活的注意事项。第一,保持平定、放松的心情,佩戴合适的乳罩,将乳房高高托起,注意乳头的位置不低于水平。当感觉乳胀时,就要及时喂哺或将乳汁吸出。

第二,事先准备些干净毛巾或防溢乳垫带在身边,以备擦拭或防衣物打湿。第三,有需要可以买一种"护奶器"佩戴,如果发生漏奶,漏出的奶水可流入护奶器中,不会流到别处。第四,减少刺激,尽量避免看到能够带来条件反射的场面。第五,出席公众场合时,事先吸空奶并佩戴衬有防护垫的胸罩。了解卫生间位置,事先准备备用衣物,以便处理、更换。第六,如果问题比较严重,可以咨询一下专家,以进行相应地治疗和调整。

②饮食调理

气血虚弱型:以补气固摄为主,可以食疗。如中药八珍汤、芡实粥、人参山药乌鸡汤、黄芪羊肉粥、黄芪当归乌鸡汤等。食疗方中药物,如党参、白术、黄芪、茯苓、当归、熟地黄、白芍、五味子、芡实。

肝经郁热型:调理方法以疏肝解郁,清热为主。方用丹栀逍遥散加减,常用药物,如牡丹皮、栀子、柴胡、白芍、薄荷、当归、木通、泽泻、车前子、生地黄、夏枯草。

人参芡实粥:原料人参 10 克,芡实 30 克,大枣 15 克,大米 60 克。人参切成细末,米洗净后放入锅中,同时放入大枣、芡实及人参末,加入清水约 400 毫升,煮至米烂粥黏时即可食用,每日 1 次。功效:健脾和胃、益气固摄。

提示:凡乳汁自溢者,除求医治疗外,还应当注意勤换衣服,避免湿邪侵袭。

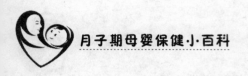

三、合理补充营养

1. 如何科学调理新妈妈的饮食

女性分娩后身体受到了很大的损耗,处于虚弱状态,这个时候的饮食一定要合理、妥善地安排好,要比平时多吃动物性蛋白,如鸡、鱼、瘦肉、动物肝、血等;豆类也是非常好的佳品;同时还要摄取不可缺少的蔬菜和水果,吃甜食可用红糖,还要饮用适量的牛奶。

总体来说,产妇的饮食调理应从以下几方面入手。

(1)补血:新妈妈产后失血较多,需要补充铁质以制造血液中的红细胞。瘦肉、动物的肝和血及菠菜含铁较多,可多吃有助于补血。

(2)补充营养:新妈妈经过怀孕、生产,身体比较虚弱,这个时候加强营养是必须的。但这并不意味着要猛吃鸡鸭鱼肉和各种保健品,荤素兼备、合理搭配才是月子期间的饮食之道。

(3)防便秘:从第二周起,每餐吃些新鲜蔬菜,特别是红色蔬菜如红萝卜、苋菜等;第三周可以加水果,防止新妈妈因产后肠蠕动减缓而引起便秘。

(4)助消化:产妇产后 2 周内身体内脏尚未复原,为了不加重胃的负担,应该适当吃些帮助消化的食物。山楂酸甜可口,食后能增进食欲,帮助消化,而且能兴奋子宫,可促使子宫收缩和加快恶露的排出。

(5)补钙:钙是助长骨骼、生长牙齿的重要原料,新妈妈多吃些牛奶、豆腐、鸡蛋、鱼虾,可增加乳汁中的钙含量,从而有利于宝宝骨、牙的发育。

(6)优化乳汁:母乳喂养的宝宝,所需营养全都来源于妈妈的乳汁。新妈妈的饮食又和乳汁分泌有着直接的关系,提升妈妈奶水的质量就和宝宝的健康息息相关了。

(7)补充维生素:足够的B族维生素能使乳汁充盈。新妈妈要适当吃一些粗粮、水果、蔬菜,以及上好的红茶,其B族维生素和维生素C含量丰富。

2. 对月子期的饮食营养建议有哪些

要满足月子里产妇营养素的需求量,饮食方法是很重要的,一般要注意以下几点。

(1)增加餐次:每日餐次应以5~6次为宜。这是因为产后胃肠功能减弱,肠蠕动减慢,如一次进食过多、过饱会增加胃肠负担,从而减弱胃肠功能。如采用多餐制则有利于食物消化吸收,保证充足的营养。有利于胃肠功能恢复,减轻胃负担。

(2)食物应干稀搭配:每餐食物应干稀搭配。干则可保证营养的供给,稀则可提供足够的水分。奶中含有大量水分,乳母哺乳则需要水分来补充,从而有利于乳汁的分泌。产后失血伤津,亦需要水分来促进母体的康复。补充足水可防止产后便秘。食物中干稀搭配比单纯喝水及饮料来补充水分要好得多。因为食物的汤汁既有营养,又有开胃增进食欲之功能,而单纯饮水则反而冲淡胃液,降低食欲。除喝汤外还可饮用果汁、牛奶等,要多喝汤和其他营养饮料。

(3)荤素搭配,避免偏食:从营养角度来看,不同食物所含的营养成分、种类及数量不同,而人体需要的营养则是多方面的,过于偏食会导致某些营养素缺乏。一般的习惯是,月子里提倡吃鸡、鱼、蛋,而忽视其他食物的摄入。产后身体恢复及哺乳,食用产热高的肉类食物是必需的,但蛋白质、脂肪及糖类的代谢必须有其他营养素的参与,过于偏食肉类食物反而会导致其他营养素的不足。就蛋白质而言,荤素食物搭配有利于蛋白质的互补。从消化吸收角度来看,过食荤食,有碍胃肠蠕动,不利消化,降低食欲,"肥厚滞胃"正是这个道理。某些素食除含有肉类食物不具有或少有的营养素外,一般多有纤维素,能促进胃肠蠕动,促进消化,防止便秘。因此荤素搭配,广摄各类食物,既有利于营养摄入,又有促进食欲,还可防止疾病发生。

(4)清淡适宜:一般认为,月子里饮食清(尽量不放调味料)淡(不放或少放食盐)为妙,此种观点并不正确。从科学角度讲,月子里的饮食应清淡适宜,即在调味料上,如葱、姜、大蒜、花椒、辣椒、酒等应少于一般人的量食,食盐也以少放为宜,但并不是不放或过少。放各种调味料除能增加胃口,促进食欲外,对产妇身体康复亦有利。从中医学观点来看,产后宜温不宜凉,温能促进血液循环,寒则凝固血液。在月子里身体康复过程中,有许多余血浊液(恶露)需要排出体外,产伤亦有瘀血停留,如食物中加用少量葱、姜、蒜、花椒粉及酒等多性偏温的调味料则有利于血行而不促进血凝,有利于淤血排出体外。食盐的用量亦就根据情况而定,如果产妇水肿明显,产后最初几天以少放食盐为宜;如孕后期无明显水肿则无需淡食。

(5)要注意调护脾胃,促进消化:月子里应食一些有健脾、开胃、促进消化、增进食欲的食物,如山药、山楂糕(片)、大枣、番茄等。

(6)月子里饮食调养的食物:月子期的营养调配多种多样,其中最重要的一条是加强饮食营养,尤其是分娩几天后,消化功能逐渐旺盛的情况下,更要多吃各种富于营养的食物。常用营养食物如下。

①产妇应多吃些鸡蛋、豆腐、瘦肉、鱼虾、动物血、动物肝、牛奶、红糖、山楂等物。

②产妇失血较多,需要补充铁质以制造血液中的红细胞。瘦肉、动物的肝、血及某些蔬菜中含铁较多,食之有补血作用。

③牛奶、豆腐、鸡蛋、鱼虾中,除含丰富的蛋白质外,还含有大量的钙。而钙是助长骨骼、生长牙齿的重要原料,产妇多吃些,可增加乳汁中的钙含量,从而有利于婴儿骨、牙的发育。

④红糖有散寒作用,所以饮服红糖后会使产妇全身温暖。红糖里的铁、锌、镁、铜等物质,还有补血、生乳、止痛的效果。

⑤月子里一定要适当吃些粗粮,以满足身体各方面的需要。此外,水果对产妇也是十分有益的,其中所含维生素还可以促进乳汁的正常分泌。

3. 能提高新妈妈睡眠质量的食物有哪些

(1)富含 B 族维生素的食物:B 族维生素中的维生素

B_{12}、维生素 B_6、维生素 B_2 及叶酸等,都有助于改善新妈妈的睡眠质量。富含 B 族维生素的食物有全麦食品、绿色蔬菜、猪肉、牛奶、牛肉、蛋类、花生等,月子饮食中加入这些食物,可以帮助新妈妈有效改善睡眠情况。

(2)富含色氨酸的食物:色氨酸被人们称为天然的安眠剂,因为它是大脑制造血清素的原料,能让人的脑神经得到充分的放松,并使人心情愉快,从而减少神经活动而引起睡意。富含色氨酸的食物有水果,其中香蕉的色氨酸含量最高;坚果,其中以南瓜子、葵花子、芝麻为首选;豆类及豆制品,其中豆腐、黄豆的含量较高;鱼、肉、奶类食物中也含有丰富的色氨酸。

(3)富含钙的食物。这类食物有安定神经和改善睡眠的作用,如果新妈妈的钙质摄取不足,就非常容易出现失眠及肌肉酸痛等症状。含钙丰富的食物有牛奶、芝麻、豆类等。

4. 坐月子喝母鸡汤能下奶吗

在我国,产妇坐月子期间喝母鸡汤的习俗自古有之。但是,近几年确实有些说法建议产后不宜马上喝母鸡汤,最好在分娩后 1 周左右,乳房开始胀满,乳汁已大量分泌后,才可以通过喝鸡汤来促使下奶。分娩过程中,当胎儿和胎盘脱离母体后,血液中的雌激素和孕激素的浓度会随着胎盘的排出而大幅度降低。这个时候,体内的催乳激素就开始发挥泌乳作用了,它会促进乳汁的生成和分泌。而母鸡体内也确实含有雌激素,如果产后马上喝鸡汤,可能会吸收汤里的部分雌激素,使血液中雌激素升高反而影响催乳素水平。而且母鸡越老,体内雌激素越多。

　　但是,由此就认为,喝母鸡汤会抑制体内催乳激素的分泌,从而有可能会造成乳汁不足,甚至无奶,这还需要进一步研究才能下结论。至少,目前还没有足够的科学证据表明,产后乳汁分泌不足跟喝鸡汤二者之间存在着内在的联系。

　　如果担心喝母鸡汤会导致乳汁分泌不足,那么坐月子期间就不要喝母鸡汤了。别忘了,心理因素对乳汁的分泌也有一定的影响。另外,还有很多其他对下奶有益的羹汤可以选择,如鲫鱼汤、猪手汤、醪糟等。这些汤品都有一定的下奶功效,而且没有相关的不良反应。

5. 产妇坐月子能不能吃水果

　　受传统习惯的影响,产妇坐月子期间不宜吃生冷食物,因此有的产妇连水果都不敢吃。事实上应该鼓励适当吃水果,因为水果中的营养物质能帮助身体快速恢复。因此,更要强调饮食多样化,平衡膳食,这就包括鼓励摄入一定量的水果。坐月子期间不吃水果的陋习一定要纠正。

　　水果含丰富的维生素、无机盐、纤维素、果胶和有机酸等成分。坐月子期间适当吃些水果,除了可以补充身体所需的维生素及无机盐外,水果可增进食欲、预防便秘、促进泌乳。

　　从现代医学角度看,产后吃水果没有什么特殊的禁忌,但凡事都有一个度,要适量。水果虽好,但也不要吃得过多,以免影响其他食物的摄入,导致营养摄入不全面。

　　从中医学角度,产后吃水果就有很多讲究。因此,坐月子期间,新妈妈吃水果时要注意以下几个事项。

（1）不要吃太多偏寒凉性的水果，特别是产后的最初几天，脾胃虚弱，因此最好不要吃太多的梨、西瓜。

（2）可以在饭后或两餐间吃些水果，这样就不会增加消化道的负担。

（3）吃的水果不要太凉。刚从冰箱拿出来的水果，要放在室温里过一会儿再吃。

（4）吃水果时要注意清洁，彻底清洗干净或去皮后再吃，以免发生腹泻。

（5）为了避免水果偏凉，也可切成块，用开水烫一下再吃。但是最好不要煮沸，以免破坏水果中的维生素。

6. 坐月子能吃什么水果

下面简单介绍几种水果在产后服用的功效。

（1）苹果：苹果味甘、酸、性平，主要为糖类，含有丰富的苹果酸、鞣酸、维生素、果胶及无机盐，有补心益气、止渴生津、和血润肝、解毒除烦、健脾和胃等功效，尤其对治疗新妈妈腹泻效果很好。苹果还能降低血糖和胆固醇，有利于患妊娠高血压综合征、糖尿病及肝功能不良产妇的产后恢复。

（2）香蕉：味甘，性寒，含大量磷、纤维素和铁质，有润肺滋肠，利胆降压，通便补血的作用。坐月子期间，产妇会有很大一部分时间在卧床休息，这样胃肠蠕动就较差，所以，常常发生便秘。另外，产妇产后失血较多，需要补血，而铁质是造血的主要原料之一。所以，产妇多吃些香蕉能防止产后便秘和产后贫血。需要注意的是，中医学上讲，香蕉属于甘寒食品，不宜吃得太多，以半个为宜，特别是月子的前

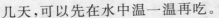

几天,可以先在水中温一温再吃。

(3)橘子:味甘酸,性温,含大量维生素,橘子中富含维生素C,维生素C能增强血管壁的弹性和韧性,防止出血。产后,子宫内膜有较大的创面,出血较多。如果能在这时候吃些橘子,将有助于防止产后继续出血。另外,橘核、橘络(橘子瓣上的白丝)还有通乳作用,可防止乳胀发展成乳腺炎。橘皮则含较多的柠檬酸及维生素D,泡水饮用可止咳化痰、顺气开胃及消肿止痒,并能促进宝宝对钙的吸收,防止小儿佝偻病的产生,增加新妈妈对严寒的抵抗力,对新妈妈受凉后伤风咳嗽,有增强药物治疗的作用。

(4)山楂:山楂自古以来就是健脾开胃、消积化滞、活血化瘀的良药。山楂中含有丰富的维生素和无机盐,有一定的营养价值。山楂中还含有大量的山楂酸、柠檬酸,能够生津止渴、散瘀活血。产妇生孩子后因过度劳累,往往食欲缺乏、口干舌燥、饭量减少。如果适当吃些山楂,能够增进食欲、帮助消化、加大饭量,有利于身体康复和母乳喂养。另外,山楂有散瘀活血的作用,能够帮助恶露排出,减轻腹痛。

(5)大枣:大枣中含丰富的维生素C,还含有大量的葡萄糖和蛋白质。中医学认为,大枣是水果中最好的补药,具有补脾活胃、益气生津、调整血脉和解百毒的作用,尤其适合脾胃虚弱、气血不足的坐月子的人食用。其味道香甜,吃法多种多样,既可口嚼生吃,也可熬粥蒸饭熟吃。

(6)桂圆:桂圆又称"龙眼",是营养极其丰富的一种水果,铁质丰富,还含有维生素A、B族维生素、葡萄糖、蔗糖等,能治疗健忘、心悸、神经衰弱等不眠症。中医学认为,桂圆味甘、性平、无毒,入脾经心经,为补血益脾之佳果。产后体质虚弱的人,适当吃些新鲜的桂圆或干燥的龙眼肉,既能补脾胃之气,又能补心血不足。

(7)梨:味甘、性寒,含大量水分,有清火解热、润肺、止咳化痰及利尿、通便之功效。产后风热感冒、咳嗽和多痰者宜食之,尿淋浊不通者食梨可使尿清亮、通畅。

(8)荔枝:味甘、性温,有补脾益肝、止咳养神和止渴解乏的作用。可减少恶露,对产后肝脾虚弱者尤佳。

7. 月子里一定要多吃蛋和禽肉吗

这种说法并不科学。并不是说坐月子期间就一定要多吃蛋禽肉,而是要摄入足够的优质蛋白质。蛋白质有很多不同的来源,除了蛋、禽、肉以外,还有海鲜、奶制品等。总体来讲,从蛋白质的质量、容易消化吸收程度来看,海鲜要优于肉类。

对于月子里蛋白质的摄入要注意三点:第一,蛋白质的摄入量要足够,因为新妈妈哺乳需要摄入充足的蛋白质;第二,蛋白质应该是优质的,一般来说,鱼虾类蛋白质比肉类要好,肉类白肉比红肉好。尽量不要吃可能掺有激素人工喂养动物的肉类,而应吃天然的食品;第三,蛋白质摄入要均衡,不要只选择一种食物吃。

产后营养方面应该遵循的这样几条原则:每天营养摄入足够热能;荤素搭配好;各类鱼、肉、蛋、禽蛋白质要均衡;为了增加乳汁量,可适量增加汤类(鱼汤、肉汤)的摄入。

少数人乳汁量不够,下奶比较慢,为了有助于下奶,可喝一些加有中药成分的汤类。这有助于母亲身体的康复调理(子宫收缩、恶露排出),下奶通畅,并可补充营养。

8. 月子里就要完全忌食盐吗

民间有一种传统的说法,产妇在坐月子乃至哺乳期间不能吃盐,吃了对产妇和宝宝都不好。这样一来,有的产妇在月子里吃得很多食物中都不放盐,弄得产妇没了胃口,食欲缺乏,营养缺乏,反而影响了产妇泌乳。

盐吃多了不好,如果产妇每天的盐量摄入过多,就会加重肾脏的负担,对肾不利,会使血压升高。这是人们都知道的,但也绝不能不吃或吃得太少。盐中含有人体内必需的物质——钠,如果人体内缺钠,就会出现低血压、头昏眼花、恶心、呕吐、无食欲、乏力、容易疲劳等,所以应该保证人体内钠的平衡。

成年人每天需盐量为 4.5～9 克,正常量的盐摄入人体后会通过消化道全部吸收,不会给人体带来损害。如果产妇限制钠的摄入,影响了体内电解质的平衡,同时就会影响产妇的食欲,进而影响产妇的泌乳,就会影响到婴儿的身体发育。所以,月子里的产妇不能过多食盐,也不能忌盐。

9. 产后最适宜吃什么蔬菜

据科学研究,产妇最好多吃莲藕、黄花菜、黄豆芽、海带、莴笋等,有利母子健康。

(1)莲藕:莲藕中含有大量的淀粉、维生素和无机盐。营养丰富,清淡爽口,是祛瘀生新的佳蔬良药。能够健脾益胃,润燥养阴,行血化瘀,清热生乳。产妇多吃莲藕,能及早清除腹内积存的淤血,增进食欲,帮助消化,促使乳汁分泌,有助于对新生儿的喂养。

(2)黄花菜:其中含有蛋白质及无机盐磷、铁、维生素 A、维生素C及甾体化合物。营养丰富,味道鲜美,尤其适合做汤用。中医书籍记载,它有消肿、利尿、解热、止痛、补血、健脑的作用。产褥期容易发生腹部疼痛、小便不利、面色苍白、睡眠不安,多吃黄花菜可消除以上症状。

(3)黄豆芽:黄豆芽中含有大量蛋白质、维生素C、纤维素等。蛋白质是生长组织细胞的主要原料,能修复生孩子时损伤的组织,维生素C能增加血管壁的弹性和韧性,防止产生出血,纤维素能通肠润便,防止产妇发生便秘。

(4)海带:海带中含碘和铁较多,碘是制造甲状腺素的主要原料,铁是制造血细胞的主要原料,产妇多吃这种蔬菜,能增加乳汁中的含量。新生儿吃了这种乳汁,有利于身体的生长发育,防止因此引起的呆小症。铁是制造红细胞的主要原料,有预防贫血的作用。

(5)莴笋:是春季主要蔬菜之一,其中含有多种营养成分,尤其含无机盐、钙、磷、铁较多,能助长骨骼、坚固牙齿。中医学认为,莴笋有清热、利尿、活血、通乳的作用,尤其适合产后少尿及无乳的人食用。

10. 新妈妈为何忌食味精

味精作为调味品,可以提升食物的鲜味,促进新妈妈的食欲,食用味精本身对新妈妈不会造成任何影响,但是母乳喂养的新妈妈在摄入高蛋白饮食的同时,又食用过量味精,会使宝宝出现缺锌症。一般而言,成年人吃味精是有益无害的,而哺乳期间的妈妈在摄入高蛋白饮食的同时,又食用过量味精,则不利于婴儿,特别是12周内婴儿的健康。因为味精中的谷氨酸钠会通过乳汁进入婴儿体内。过量的谷氨酸钠对婴儿,尤其是12周内的婴儿发育有严重影响,它能与婴儿血液中的锌发生特异性的结合,生成不能被机体吸收的谷氨酸,而锌却随尿排出,从而导致婴儿锌的缺乏。这样,婴儿不仅易出现味觉差、厌食,而且还可造成智力减退、生长发育迟缓等不良后果。

11. 新妈妈为何忌食辛辣燥热之物

产后新妈妈大量失血、出汗加之组织间液也较多地进入血液循环,故机体阴津明显不足,而辛辣燥热食物均会伤津耗液,使新妈妈上火,口舌生疮,大便秘结或痔疮发作,而且会通过乳汁使婴儿内热加重。因此,新妈妈应忌食韭菜、葱、大蒜、辣椒、胡椒、小茴香、酒等。

12. 产后可以立即食用人参吗

有的新妈妈产后急于服用人参,想补一补身子。其实新妈妈急于用人参补身子是有害无益的。人参含有多种有效成分,这些成分能对人体产生广泛的兴奋作用,其中对人体中枢神经的兴奋作用能导致服用者出现失眠、烦躁、心神不安等不良反应。而刚生完孩子的新妈妈,精力和体力消耗很大,十分需要卧床休息,如果此时服用人参,反而因兴奋难以安睡,影响精力的恢复。人参是补元气的药物,其作用促进血液循环,加速血的流动,这对刚刚生完孩子的新妈妈十分不利。因为在分娩过程中,对产妇内外生殖器的血管多有损伤,如此时服用人参,有可能影响受损血管的自行愈合,造成出血不止,甚至大出血。因此,新妈妈在生完孩子的1周之内,不要服用人参,分娩7天以后,新妈妈的伤口已经愈合,此时服点人参,有助于新妈妈的体力恢复。但也不可服用过多。人参属热性，会导致新妈妈上火或引起婴儿食热。新妈妈食用多种多样的食物来补充营养是最好的办法。

13. 坐月子能喝茶水吗

茶水虽然是很好的饮品，但是月子期间的新妈妈应尽量少喝或不喝茶。这是因为茶中的鞣酸被胃黏膜吸收，进入血液循环后，会产生收敛的作用，从而抑制乳腺的分泌，造成乳汁的分泌障碍，并且鞣酸与食物中的铁结合，会影响肠道对铁的吸收导致产妇贫血。此外，由于咖啡因的兴奋作用，产妇不能得到充分的睡眠。而乳汁中的咖啡因进入婴儿体内，会使婴儿发生肠痉挛，出现无故啼哭。所以月子里或哺乳期间不要大量饮茶，避免会造成的奶汁分泌不足，影响婴儿的健康。

但在哺乳期可以使用浓茶漱口。它的作用是可以预防牙龈出血，同时杀灭口腔中的细菌，保持口腔中的清洁，提高乳汁的质量。

14. 久喝红糖水对新妈妈好吗

红糖营养丰富，释放能量快，营养吸收利用率高，具有温补性质。新妈妈分娩后，由于丧失了一些血液，身体虚弱，需要大量快速补充铁、钙、锰、锌等微量元素和蛋白质。红糖还含有"益母草"成分，可以促进子宫收缩，排出产后宫腔内淤血，促使子宫早日复原。新妈妈分娩后，元气大损，体质虚弱，吃些红糖有益气养血、健脾暖胃、驱散风寒、活血化瘀的功效。但是，新妈妈切不可因红糖有如此多的益处，就一味多吃，认为越多越好。因为过多饮用红糖水，不仅会损坏新妈妈的牙齿,而且红糖性温,如果新妈妈在夏季过多喝了红糖水,必定加速出汗,使身体更加虚弱,甚至中暑。此外,喝红糖水时应煮开后饮用,不要用开水一冲即用,因为红糖在储藏、运输等过程中,容易产生细菌,有可能引发疾病。

15. 坐月子能大量喝水吗

一般新妈妈在怀孕末期通常都会有水肿现象,而产后坐月子正是身体恢复的黄金时期,这段时间要让身体积聚的所有水分尽量排出,如果又喝进许多水,将可能不利于身体恢复。专家建议坐月子应该尽量少喝水。因水分子较重,而分娩后产妇全身的细胞都呈现出松弛状态,如果喝下过多的水,质量重的水分子进入体内就会扩散,进而会破坏细胞收缩的本能而造成"水桶肚、水桶腰",甚至造成内脏下垂,进而使身体功能老化,可能患上腰酸背痛、手足冰冷、黑皱纹、元气不足、神经痛等各种未老先衰的妇科病。如果是剖宫产的妈妈可能需要服一些药物,则仍需饮用适量的水分,但不要一次饮用大量水,而应该分次适量喝。

16. 坐月子能吃姜吗

姜性温、味辛,对常人来说具有解毒、止泻、解表散寒、健胃益胃等功效。可是坐月子吃姜会影响健康吗?

产妇坐月子是可以吃姜的,对产妇而言有利于恶露排出。剖宫产的产妇要产后 20～30 日后才可以吃姜,顺产的产妇则可以立即食用。

姜具有消毒杀菌的功效,煮熟的姜一般是没有问题的,也可以适量的吃生姜。新妈妈坐月子期间多吃姜的结果是,身子从此不再衰弱,虚冷,但姜是辛温之物,吃姜一次不宜过多。过多的姜会增加血性恶露。如果恶露突然增多或颜色变鲜红,应暂时停止或减少分量。因此坐月子要做到适时、适量、适度食姜。

适时:待恶露转为淡黄色或白色为宜。

适量:以隔天小半碗或一碗姜醋的量为宜,不宜饮用浓姜汁。

适度:指饮用时间不宜太长,一般持续10天左右即可。

姜是温中驱寒的药材,适当食用没有问题,但是切记不要晚上食用姜。

常言道:"冬吃萝卜夏吃姜,不劳医生开处方。"生姜有益于防暑度夏。鲜生姜中的姜辣素能够刺激胃肠黏膜,使消化液分泌增多,有利于月子餐中精细食物的消化和吸收。姜辣素对心脏和血管都有刺激作用,能使心跳及血液循环加快,汗毛孔张开,有利于产妇体内的废物随汗液排泄,带走体内余热。

17. 坐月子吃鸡蛋是越多越好吗

产妇在坐月子的时候,急需要补充营养,而鸡蛋可能是比较好的选择了。很多人会觉得坐月子期间吃鸡蛋是越多越好,其实这种想法是不对的。鸡蛋中含有大量的胆固醇,吃鸡蛋过多,会使胆固醇的摄入量大大增加,从而增加了新妈妈胃肠的负担,不利于消化吸收。而鸡蛋中富含蛋白质,摄入过多的话,其分解产物会增加肝脏及肾脏的负担,也不利于哺乳妈妈的身体健康。虽然吃鸡蛋好,对身体恢复和乳汁的分泌大有益处,但是要适量。每天只要吃3个鸡蛋就可以了,营养足够、又能吸收,再吃些其他食物,营养会更全面。

18. 月子里为什么不宜吃巧克力

有的新妈妈爱吃巧克力,但是过多食用巧克力,会影响食欲,使身体发胖,并缺乏必需的营养素,这当然会影响产妇的身体健康,所以产妇最好不要吃巧克力。

研究还证实,产妇如果过多食用巧克力,对哺乳婴儿的发育会产生不良的影响。这是因为巧克力所含的可可碱,会渗入母乳并在婴儿体内蓄积,使婴儿的神经系统和心脏受损伤,并使肌肉松弛,排尿量增加,结果会使婴儿消化不良、哭闹不停、睡眠不稳。

19. 产后为什么不宜吃麦乳精

麦乳精由牛奶、奶油、鸡蛋、麦精等多种营养原料制成,产妇应补充营养,但不能吃麦乳精。麦乳精中除了含有以上营养成分外,还含有麦芽糖和麦芽粉。这两种从麦芽中提取的成分既有营养价值又具有药用价值。它们能消化一切饮食积聚,补助脾胃,还可以帮助产妇回乳。因此,产妇在哺乳期内不要吃麦乳精为好,以免影响乳汁的分泌。

20. 产后第一周能吃燕窝吗

产后的妇女,不仅要缓解哺育孩子的劳累、恢复产前窈窕的身姿及抑制产后色素沉着,还要保证产生乳汁的充分营养,此时燕窝是最佳的天然滋补食品,调理得好可以去除一些顽症痼疾,为今后的身体打下一个扎实的健康基础。

一般来说,坐月子第一周不适合服用燕窝主要是针对剖宫产的新妈妈而言的。因为第一周容易出现伤口感染、发热等症状,所以不能服用燕窝。如果没有热证,不是剖宫产,没有感冒,也没有过敏症状的新妈妈,可以在产后第一周吃燕窝,因为燕窝味甘性平,对新妈妈而言补而不腻。

21. 哺乳期哪些东西不能吃

(1)会抑制乳汁分泌的食物:如韭菜、麦芽水、人参等食物。

(2)刺激性的东西:产后饮食宜清淡,不要吃那些刺激性的食品,包括辛辣的调味料、辣椒、酒、咖啡等。

(3)油炸食品、脂肪高的食物:这类食物不易消化,且热能偏高,应酌量摄取。

(4)香烟和烟草:如果哺乳妈妈在喂奶期间仍吸烟的话,尼古丁会很快出现在乳汁中而被宝贝吸收。研究显示,尼古丁对宝贝的呼吸道有不良影响,因此哺乳妈妈最好能戒烟,并避免吸入二手烟。

(5)药物:对哺乳妈妈来说,虽然大部分药物在一般剂量下,都不会让宝贝受到影响,但仍建议哺乳妈妈在自行服药前,要主动告诉医生自己正在哺乳的情况,以便医生开出适合服用的药物,并选择持续时间较短、通过乳汁的药量最少的药物。

(6)过敏情况:有时新生儿会有一些过敏的情况发生,产后妈妈不妨多观察宝贝皮肤上是否出现红疹,并评估自己的饮食,以作为早期发现早期治疗的参考。因此,建议产后哺乳的妈妈,避免摄入任何可能会造成宝贝过敏的食物。

22. 常用的催奶膳食方有哪些

（1）猪蹄黄豆汤：猪蹄1只，黄豆60克，黄花菜30克。先将猪蹄1只洗净，剁成碎块，与黄豆、黄花菜共煮烂，入油、食盐等调味，分数次吃完。2～3日1剂，连服3剂。功效：滋补阴血，化生乳汁。适用于产后乳汁稀少，无乳胀，乳房柔软。

按语：猪蹄、黄豆、黄花菜汤是常用的催乳方，它适用于乳汁化生不足的缺乳，要分次服用猪蹄汤，否则汤多肉少，汤中的高蛋白与高脂肪可能会引起胃口不佳，反而补不进。

（2）炖豆腐猪蹄香菇：豆腐500克，猪蹄（前腿）1只，香菇25克，丝瓜250克，生姜丝少许。先将猪蹄切块先煮，再加入香菇、生姜丝、食盐，后放丝瓜、豆腐。此量需在1～2日内吃完。

（3）猪蹄花生仁：猪蹄2个，花生仁200克，食盐、葱、姜、黄酒各适量。将猪蹄洗净，用刀划口与花生仁及调料放锅中，加清水用武火烧沸后，再用文火熬至烂熟。对阴虚少乳者有效。

（4）猪蹄通草汤：猪蹄1只，通草10克，水1 500毫升，葱、食盐、黄酒等调味料各适量。将所有食材放在一起，先用大火煮、水开后用小火煮，煮1～2小时，直至猪蹄酥烂为止。待汤稍凉后，喝汤吃肉，每日1次，连服3～5天即可见效。

猪蹄含丰富的蛋白质、脂肪、有较强的活血、补血作用，而通草有利水、通乳汁功能。

（5）酸菜猪手煲：猪手1只、川酸菜、花生仁及调味料适量。先将猪手斩开,放入开水中余烫5分钟,捞出沥干;在煲中加冷水和各种原料,用大火煮30分钟后改小火慢炖1小时,最后加食盐调味。

花生与猪手都能够补血和通乳,是妈妈产后补身的上品。如果加一些川酸菜,就会使这道菜的口感鲜美异常,有助于提高产后体弱妈妈的食欲。

(6)田七大枣炖鸡:鲜鸡肉200克,田七5克,大枣4粒,姜1片,食盐少许。先将大枣用清水浸软,洗净去核,待用。田七切薄片,用水略冲洗待用。鸡肉(去鸡皮)拖水后洗净,沥干水分待用。把所有材料同放入一个小型炖盅内,注入适量开水至八成满,以大火隔水炖约2小时,加入调味料,取出,即可趁热饮用。

(7)母鸡炖山药:母鸡1只,洗净,将黄芪30克,党参15克,山药15克,大枣15克,置入鸡肚,在药上浇黄酒50毫升,隔水蒸熟。1~2天内吃完。可用于脾胃虚弱少乳者。

(8)清炖乌骨鸡汤:乌骨鸡肉1 000克,洗净,切碎,与葱、姜、食盐、酒等拌匀,上铺党参15克,黄芪2克,枸杞子15克,隔水蒸20分钟即可。适用于产后虚弱,乳汁不足。

(9)栗子冬菇焖鸽:鲜乳鸽1只,栗子150克,冬菇5~6个,姜1片,干葱1段,磨豉酱1茶匙,调料:姜汁、酒各1茶匙,食盐小半茶匙,胡椒粉少许,上汤或水约500毫升,生抽、香油、胡椒粉各适量。

鲜乳鸽剖洗净,抹干,用调味料搽匀鸽身内外,腌约15分钟,待用。栗子去壳去皮后,洗净,用沸水煮至七成熟,捞出,沥干水分待用。冬菇浸软,去蒂,洗净,沥干水分,待用。锅内加油3汤匙,烧热后把鸽肉略煎,再爆香干葱、姜片及磨豉酱,入料酒,注入调味料,煮沸,加入冬菇及栗子,文火焖约 20 分钟至材料熟,汁料收干至浓,上碟,即可趁热供食。

(10)乳鸽银耳汤:乳鸽 1 只,银耳 10 克,瘦肉 150 克,蜜枣 3 个。先将乳鸽切好,切去脚,与瘦肉同放入沸水中煮 5 分钟,取出过冷水,洗净。银耳用清水浸至膨胀,放入沸水中煮 3 分钟,取出洗净。把适量清水煲滚,放入乳鸽、瘦肉和蜜枣煲约 2 小时,放入银耳再煲半小时,下少许食盐调味即可。

(11)木瓜炖鱼头:姜丝、鱼头、青木瓜、大枣、枸杞子、龙眼干。锅上火,下油,爆姜丝,然后把鱼头过一下油,以去掉鱼的腥味。把过了油的鱼头放进砂锅里面,再加上之前准备好的木瓜、大枣、龙眼干、枸杞子。然后,猛火煮沸,再加料酒,能使鱼的味道挥发出来。盖上锅盖,转为慢火,炖上 1 小时即可。

(12)木瓜花生大枣汤:木瓜 750 克,花生 150 克,大枣 5 个,冰糖 2~3 块。先将木瓜去皮、去核,切块再与花生、大枣放入煲内加水适量,放入冰糖,待水沸后改用文火煲 2 小时即可饮用。对增加乳汁有显著效用。

(13)鲫鱼炖木瓜:鲫鱼 1 条,木瓜半个,大枣 10 颗,姜片、料酒、食盐、味精少许。将鲫鱼刮鳞去鳃,开膛去内脏,撕去腹内黑膜清洗干净。木瓜去皮,切成块;大枣去核,冲洗干净。锅内倒油烧热,放入姜片煸香,加入鲫鱼稍微煎一下,去腥。另起锅加油烧热,加入水烧开后放入鲫鱼、木瓜、大枣、料酒,烧开后用小火煲 2 小时,加食盐、味精调味即可。

(14)丝瓜鲫鱼汤:活鲫鱼 500 克,洗净、背上剖十字花刀。略煎两面后,烹黄酒,加清水、姜、葱等,小火焖炖20分钟。丝瓜200克,洗净,切片,投入鱼汤,旺火煮至汤呈乳白色后加食盐,3分钟后即可起锅。具益气健脾、清热解毒、通调乳汁之功效。

(15)归芪鲫鱼汤:鲫鱼1尾(250克),当归10克,黄芪15克。将鲫鱼洗净,去内脏和鱼鳞,与当归、黄芪同煮至熟即可。饮汤食鱼,每日服1剂。适用于产后气血不足,食欲缺乏,乳汁量少。

按语:鲫鱼汤味美,营养丰富,可补阴血,通血脉,消积滞,通络下乳。加当归、黄芪益气养血,为民间常用的催乳方。

(16)冬瓜鲫鱼汤:鲫鱼1~2条,冬瓜、葱、姜、食盐少许。制作:鲫鱼常规清洗干净,将葱、姜改刀,冬瓜切小片。鱼下冷水锅,大火烧开,加葱姜,后改小火慢炖。当汤汁颜色呈奶白色时下入冬瓜,并调味,稍煮即可。

按语:鲫鱼汤是补气血、通乳汁的传统食疗方,也可用鲤鱼、鲢鱼替代。

(17)乌鱼通草汤:乌鱼1条,通草3克,葱、食盐、黄酒等调味料适量。将乌鱼去鳞及内脏后,洗净,将通草加葱、食盐、黄酒、水适量共炖熟即可。吃鱼喝汤,每日1次。

(18)鲫鱼奶汤:鲫鱼1条,牛奶50毫升,葱、食盐、黄酒等调味料适量。将鲫鱼去鳞及内脏后,洗净,下油锅略煎,再加葱、食盐、黄酒、水适量共炖,汤至乳白色将好时,放入牛奶,煮开即可。吃鱼喝汤,每日1次。

(19)鲤鱼粥:鲜活鲤鱼1条,去鳞除内脏后切成小块,与粳米或小米一起煮粥。粥内不能放食盐,淡吃。

（20）黄花菜炖瘦肉：干黄花菜（又名金针菜）25克，猪瘦肉250克，煮或炖至酥烂后佐餐。猪瘦肉也可用猪蹄代替。

按语：一定要用干黄花菜与猪肉或猪蹄同炖、同煮，才有通乳之效。

（21）熘炒黄花猪腰：猪腰子500克，剖开，去筋膜臊腺，洗净，切块。起油锅，待油至九成热时放姜、葱、蒜及腰花爆炒片刻。猪腰熟透变色时，加黄花菜50克及食盐、糖适量，煸炒片刻，加水、生粉勾芡，加味精即成。有补肾通乳作用。

（22）黄花通草猪肝汤：黄花菜30克，花生仁30克，通草6克，猪肝200克。将黄花菜、通草加水煮汤，去渣取汁，入花生仁、猪肝煲汤。以花生仁熟烂为度。吃猪肝、花生仁，饮汤，每日1剂，连服3天。

按语：乳汁为气血化生，气血不足，乳汁量少。黄花菜、花生仁、猪肝均能补血益气，化生乳汁，通草一味通络下乳，全方补中有通，为又一帖下乳良方。

（23）猪排炖黄豆芽汤：猪肉子排500克，鲜黄豆芽200克，料酒50克，葱结、姜块、食盐、味精各适量。将子排切成段，放入沸水中焯水，用清水洗净，放入炒锅或煲内，放清水300毫升，投入料酒、葱结、姜块，用旺火烧沸，改用小火炖1小时，投入黄豆芽（黄豆芽熬制后可以捞出不食用），用旺火煮沸，改用小火熬15分钟，放入适量食盐、味精，拣出葱、姜即可。食用以喝汤为主。

特别提示：子排骨上带肉，为滋补强壮养生佳品；黄豆芽解脾胃郁热。二者合烹成汁，汤鲜味美，具有催乳作用。

子排肉较多,不宜与桔梗、乌梅同食。

(24)酒酿蛋花汤:酒酿1块,鸡蛋1个。将酒酿加水煮开,再打入鸡蛋,煮成蛋花状即可,趁热服用。功效:益气生津,活血止血,促进泌乳。

(25)虾米粥:虾米30克,粳米100克。粳米如常法加水煮粥,粥煮至半熟时,加入洗净的虾米,米汤稠时即可食用。功效:本粥营养丰富,含有蛋白质、脂肪、钙、磷、铁等多种营养素,中医学认为,本粥补肾壮阳,益精通乳,产后乳汁分泌不足者宜经常食用。

(26)猪骨西红柿粥:西红柿3个(重约300克)或山楂50克,猪骨头500克,粳米200克,食盐适量。将猪骨头砸碎,用开水焯一下捞出,与西红柿(或山楂)一起放入锅内,倒入适量清水,置旺火上熬煮,沸后转小火继续熬30~60分钟,端锅离火,把汤滗出备用。粳米洗净,放入砂锅内,倒入西红柿骨头汤,置旺火上,沸后转小火,煮至米烂汤稠,放适量食盐,调好味,离火即成。

(27)黑芝麻粥:黑芝麻25克,大米适量。将黑芝麻研碎、大米洗净、加水适量煮成粥。每日2~3次,或经常佐餐食用。

(28)花生粥:花生仁30克,通草8克,王不留行12克,粳米50克,红糖适量。先将通草、王不留行煎煮,去渣留汁。再将药汁、花生仁、粳米一同入锅,加水熬煮。待花生仁、粳米煮烂后,加入红糖即可食用。功效:通草性味甘淡凉,入肺胃经,能泻肺、利小便、下乳汁。王不留行是石竹科植物麦蓝菜的种子,性味苦平,二药合用治疗乳汁不足,疗效更佳。

23. 产后便秘如何饮食调养

（1）菠菜猪肝汤：菠菜 350 克，猪肝 150 克，姜丝少许，葱 1 根。将水烧开，把切好的猪肝放入。待猪肝煮沸后，放入洗净的菠菜、姜、葱，滚几滚，便可调味食用。功效：补气养血，滋阴润燥。适用于气血不足所致的面色萎黄、贫血等症；或津液不足所致的口渴思饮、肠燥便秘等。

营养解析：菠菜味甘，性凉，有养血、润燥、通便之功。菠菜属食物纤维多的食品，其中不溶性的食物纤维，有很强的吸水作用，它在大肠内，将废弃物及其周围的水分，还有致癌物质都加以吸收，像海绵一样膨胀，形成软便，起通便作用。猪肝味甘苦，性温。养血，补肝，明目。

（2）冬瓜海带瘦肉汤：海带 30 克，冬瓜 150 克，猪瘦肉 50 克，花生仁 50 克。海带洗净，切丝；冬瓜去皮，切块；瘦肉洗净，切薄片，用调料腌 10 分钟，花生仁洗净。先把花生、冬瓜放入煲里，加清水适量煲至熟，再放入海带、瘦肉，煲熟即可调味食用。功效：平肝潜阳，清热养颜。适用于高血压引起的头晕头痛、面红目赤、烦躁易怒、口苦舌干、便秘尿赤等症状。

营养解析：海带味咸，性寒，化痰，软坚，清热、降血压。海带含食物纤维较多，可吸收大肠内的水分，形成软便，以利于通便。冬瓜味甘淡，性凉，可清热、消痰、利水，解毒，减肥。花生味甘，性平，补气，润肺，健脾，开胃。猪瘦肉味甘咸，性平，可补虚，滋阴，养血，润燥。

（3）苹果：每日早晨空腹吃 1～2 个苹果，治疗便秘。苹果含可溶性纤维果胶，可解决便秘。

(4)苹果蜂蜜:苹果泥 1 大茶匙,蜂蜜适量。苹果去皮核,捣成果泥,将一大茶匙苹果泥倒入 100 毫升温开水中,加入适量蜂蜜搅匀即成。每日 2 次,常饮用。功效:可增强机体免疫功能,防治习惯性便秘、抑郁症、神经衰弱、慢性胃炎、支气管炎等病症。

营养解析:苹果有润肺、健胃、生津之功,现代科学研究证实,苹果中的果胶能吸收肠道内多余的水分,帮助肠道蠕动,进而保证大便畅通。苹果的果胶和纤维素能吸附细菌毒素,避免亚硝酸食盐的致癌物质在体内形成,可预防胃癌。蜂蜜能润肠通便,滋补抗衰,安神益智,护肝养胃,滋肺润燥,美容润肤。

24. 产后恶露如何饮食调养

(1)鸡蛋羹:鸡蛋 3 个,阿胶 30 克,米酒 100 克,食盐 1克。先将鸡蛋打入碗里,用筷子均匀地打散;再把阿胶打碎放在锅里浸泡,加入米酒和少许清水用小火炖煮;待煮至胶化后往里倒入打散的鸡蛋液,加上一点食盐调味,稍煮片刻后即可盛出食用。

营养功效:鸡蛋含有丰富的营养,一直是月子里最佳补益品之一。阿胶具有补血、止血的功效,对子宫出血具有辅助治疗作用。此食疗方既可养身又可止血,对产后阴血不足、血虚生热、热迫血溢引起的恶露不尽有治疗作用。

(2)山楂红糖饮:取个大、肉多的新鲜山楂 30 克,红糖30 克。先清洗干净山楂,然后切成薄片,晾干备用;在锅里加入适量清水,放在火上,用旺火将山楂煮至烂熟;再加入红糖稍微煮一下,出锅后即可给产妇食用,每天最好食用

2次。

营养功效:山楂不仅能够帮助产妇增进食欲,促进消化,还可以散瘀血,加之红糖补血益血的功效,可以促进恶露不尽的产妇尽快化瘀,排尽恶露。

(3)藕汁饮:取新鲜白嫩的藕1根,白糖20克左右。先将新鲜白嫩的藕清洗干净,然后用榨汁机榨取藕汁,冷藏后备用;可以将白糖对入新鲜的藕汁中给产妇饮用。

营养功效:藕汁具有清热凉血,活血止血的作用,适合产后恶露不尽的产妇饮用,可以帮助改善症状。

(4)小米鸡蛋红糖粥:新鲜小米100克,鸡蛋3个,红糖适量。先将小米清洗干净,然后在锅里加足清水,烧开后加入小米;待煮沸后改成小火熬煮,直至煮成烂粥;再在烂粥里打散鸡蛋、搅匀,稍煮后加入红糖即可食用。

营养功效:小米营养丰富,是产后补养的佳品。与鸡蛋、红糖一起食用,可以补脾胃,益气血,活血脉,适用于产后虚弱、口干口渴、恶露不尽等症。

25. 产后抑郁如何饮食调养

(1)香蕉牛奶:香蕉1根,牛奶500毫升。香蕉洗净、去皮,切块备用。将牛奶、香蕉放入果汁机中,搅打均匀,倒入杯中即可饮用。

(2)枸杞鸡蛋:枸杞子30克,南枣10颗,鸡蛋2个。将枸杞子、南枣同装入干净纱布包中,放入砂锅内,加水浸泡10分钟左右。将砂锅放在火上,加入洗净的鸡蛋,同煮15分钟,捞出鸡蛋,去掉外壳,再放回原汤中煮10分钟后,即可食用。

营养功效:此蛋具有健脾益胃、促进食欲、增强消化的功能;同时还有大补气血、滋养肝肾、明目生精、镇静安神的作用;既可益气血之源,又可培精血互补之本,对于开胃增食、调补身体,滋养五脏有很好的功能。

(3)胡萝卜清汤:胡萝卜 250 克,菊花 6 克,清汤、葱花、食盐、香油各适量。

做法:先将胡萝卜洗净,切成块状,放入盘中待用。在砂锅内注入清汤,煮沸后放入菊花、胡萝卜块,用小火煲 3 小时。出锅前淋上香油,放入食盐调味,盛出即可。用菊花和胡萝卜所煲的汤,清淡微香中略带甘甜,含有丰富的维生素。常喝可养肝明目、补血提神。

(4)小麦糯米粥:小麦 60 克,大枣 15 颗,糯米适量。砂锅放水,烧开。放入小麦、糯米和大枣(去核)煮粥,以熟烂为宜。食用时可加入白糖,分数次服完。此粥健脾益气,敛汗安神,凡产妇均可食用,对于产后多汗、心烦者尤宜。

四、月子里常见病防治

1. 产后为何会出现尿失禁

产妇产后不能约束小便而尿自遗者，常伴小便过频，甚至于白昼达数十次。多因难产时分娩时间过长，胎儿先露部位对盆底韧带及肌肉的过度扩张，胎儿压迫膀胱过久，致使膀胱被压处成瘘。

手术产（如产钳助产、臀位牵引）损伤所致，或因体力不佳，产后咳嗽及一切增加腹压的因素均可影响盆底组织复旧，而发生张力性尿失禁。

产后尿失禁并不少见，它是因为生产过程中胎儿经过产道时骨盆底的肌肉群（肛提肌）被拉伤或是支配它们的神经血管受伤，而导致肛提肌的松弛、萎缩。分娩过程中，胎儿先露部通过产道，使盆底韧带和肌肉产生过度伸张作用，使泌尿生殖隔及浅层肌肉损伤（如会阴深Ⅱ度裂伤）影响尿道外括约肌的功能，易发生产后尿失禁。

产后小便频数或失禁发生在产后1周左右，初起多有排尿疼痛，尿时淋漓不断，尿中夹有血丝，或当腹腔内压力增加（如大笑、打喷嚏、咳嗽等）时不自主的有尿液外渗。

2. 哪些产妇容易患产后尿失禁

产后尿失禁属于张力性尿失禁，如果产妇在分娩时使用胎头吸引器助产术、产钳助产术、臀牵引术等扩张子宫的助产术，会直接损伤盆底软组织，使盆底韧带和肌肉产生过度的拉伸。此外,倘若产妇在生产后很快进行体力劳动,或因着凉而持续咳嗽都会造成女性腹压增加,影响盆底组织恢复,使盆底组织松弛,导致尿道膨出,膀胱颈下降,尿道上段失去紧张度而变为漏斗形,尿道相对变短而宽,大大影响了产妇的排尿功能,易引发产后尿失禁。

(1)剖宫产与产钳助产和阴道顺产相比具有明显的保护作用,可以显著降低产后42天内尿失禁的发生率。

(2)产钳助产、孕期发生尿失禁、孕前体重超标和产后出现下尿路症状者可增加自娩后尿失禁发生的几率。

(3)产后尿失禁以轻度为主,要加强孕期和产后盆底肌肉训练以预防和治疗产后尿失禁。

3. 产后尿失禁分哪几型

(1)气虚型:产后小便次数增多或失禁,尿液清,面色㿠白,倦怠无力,少气懒言,语音低微,舌淡,苔薄白,脉细。

(2)肾虚型:产后小便次数增多,甚至白昼达到数十次,或小便失禁自遗,尿色清,面色晦暗,头晕耳鸣,腰膝酸软,畏寒肢冷,舌淡,苔薄,脉沉细。

(3)产伤型:难产(滞产)或手术产后,不能约束小便,或尿液自阴道漏出,初起淋漓涩痛,尿中夹有血丝,继而疼痛,血丝消失,小便自遗,苔薄白,脉缓。

4. 产后尿失禁如何调治

治疗原则:补气升提固脬;补肾温阳固脬;补气生肌,固脬止尿。

(1)中药内服:①可应用补气益肾升提的中药,如黄芪、当归、白芍、乌药、益智仁、补骨脂。再随证选用中药,如气虚型选用党参、白术、柴胡、升麻、金樱子；肾虚型选用桑螵蛸、菟丝子、熟地黄、巴戟天、覆盆子；产伤型选用黄芪、党参、白芍、白及、猪脬、川芎。②中成药选用缩泉丸、补中益气丸。③有固脬作用的单味中药有白及、猪脬、白牡丹根皮末。

(2)中医外治法：①五倍子10克，诃子8克，龙骨12克。研末，每次用1克填脐，纱布固定。②附子、干姜、赤石脂各等量，研末。用水调糊，每次用如枣大小1块，敷脐部，纱布固定。③山茱萸10克，龙骨15克，小茴香6克，肉桂9克，烤干研末，每次用1克，蜂蜜调为膏敷脐，外盖纱布，胶布包。每日1次，10～15次为1个疗程。④益智仁、炮姜、炙甘草、肉桂30克，研细末。每次用5克，加葱白(带根须)一段，捣成饼状，敷脐部，再用暖水袋热敷30～60分钟，24小时1次。以上②③④用于肾阳虚者。

(3)针灸法：①取气海、肺俞、足三里、三阴交、膀胱俞穴，用补法并灸，使肺肾得补，通调开合有度，膀胱约束有力，小便自然复常。②取中极、关元、肾俞、膀胱俞、太溪穴，用补法，并施灸法，使肾气得补，膀胱气化有职，约束有力，开合有度则小便自复其常。③取足三里、阴陵泉、脾俞、膀胱俞、中极穴，用补法并灸。有益气生肌敛脬，固脬止尿之效。④耳针取肾、膀胱、肺、脾、内分泌、神门、皮质下、敏感点，每次3～4穴，毫针中度刺激，留针20～30分钟。也可耳穴压丸或埋针。⑤艾灸关元、百会。

(4)食疗法

①益智仁研末，用米汤调服。每次6克，每日2次。有补肾缩尿作用。

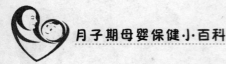

②韭菜 150 克,洗净,切段,入油锅炒,然后将鲜虾 250 克放入再炒片刻,加食盐、胡椒粉。用于肾阳不足之尿失禁。

③新鲜荠菜 240 克,洗净,加水 3 碗煎至 1 碗水时,放入鸡蛋 1 个拌匀煮熟,加食盐,饮汤食菜和蛋。每日 1～2 次。用于小便淋漓不净,甚至小便失禁者。

④鸡肠 2～3 副,剪开,洗净,切小段,用花生油炒至熟时,加米酒 1～2 匙、食盐少许,佐餐食用。用于小便频数,甚至失禁者。

⑤黄实(芡实)淮山粥。黄实粉、山药粉、核桃仁、大枣(去核),同煮粥食用。黄实、山药、核桃仁有补气健脾、固肾益精的作用,加上大枣更有补脾健胃的功效。

⑥党参核桃煎。党参、核桃仁,加水适量浓煎,饮汁食核桃仁。党参有补中、益气、生精的功效,辅以核桃仁补气固肾,多吃可以防止尿失禁。

⑦龙眼枣仁饮。龙眼肉、炒酸枣仁、芡实,用水煎好后当茶喝。龙眼肉益心脾、补气血,酸枣仁养肝、宁心,配以芡实可补脾固肾,能起到养血安神、益肾、固精、缩尿的功效。

(5)运动锻炼疗法

①盆底肌运动。仰卧在床,双脚屈膝微开 7～8 厘米,收紧肛门、会阴及尿道 5 秒钟,然后放松,心里默数 5 下再重做,每次运动做 10 次左右,同时有规律的抬高臀部离开床面,然后放下,每次也在 10 次左右。起初,收紧 2～3 秒即可,逐渐增至 5 秒钟,此动作也可站立或坐立时进行。

②腹肌运动

●仰卧屈膝,双手放在大腿上,深吸一口气,呼出时收缩腹肌,将头及肩抬起,维持 5 秒后放松。

●双臂放在身体两侧,单腿抬起与躯干垂直,然后慢慢放下,如此轮流交换抬腿 5 次,每天 1~2 次。

●双腿放平,双手托枕部,利用腹肌收缩的力量使身体慢慢坐起来,反复多次,促进子宫收缩及回位。

●俯卧在床,将枕头置于腹下,保持这种姿势 15 分钟,俯卧时注意勿压迫双侧乳房。

●仰卧,屈曲右膝,伸直左腿,收缩臀部及下肢肌肉,默数 5 下,然后放松,再做对侧。

有关专家提出,产后尿失禁可做凯格尔运动来帮助复原,凯皮尔运动就是骨盆底肌肉的收缩运动。经由反复的运动训练来复原及加强骨盆底肌肉的功能。骨盆底肌肉要怎么收缩?可先以中断排尿的感觉来体会一下。排尿排到一半时,试着让排尿中止,这时你会感觉会阴部收紧的感觉。多感觉几次,熟悉了之后就可以随时做这个运动,刚开始不确定自己是不是做对时,可以在运动时以手指头放在阴道内,如果感觉到收缩的力量,就表示做对了。

一般产后尿失禁经由凯格尔运动后,多可在 3 个月内复原。若没有改善的话,应找妇产科或是泌尿科医师做一步的检查及治疗。

5. 产后尿失禁如何预防

产后尿失禁重在预防。首先要做好产前保健,正确处理分娩,不到子宫口开全就不要过早的用力。会阴切开或有裂伤时,要配合医生及时修补。产后避免过早负重和使用腹压,做好产后保健操,促进盆底组织的修复。

一般在产褥期引起重视,正确对待,病情会逐渐减轻并能自愈。如果产褥期内未愈者，以后可以手术修补。

6. 什么叫产褥感染

产褥感染是指分娩时及产褥期生殖道受病原体感染，引起局部和全身的炎性变化。发病率为 1‰～7.2‰，是产妇死亡的四大原因之一。产褥病率是指分娩 24 小时以后的 10 日内用口表每日测量 4 次，体温有 2 次达到或超过 38℃。可见产褥感染与产褥病率的含义不同。虽造成产褥病率的原因以产褥感染为主，但也包括产后生殖道以外的其他感染与发热，如泌尿系感染、乳腺炎、上呼吸道感染等。

7. 产褥感染的诱因有哪些

（1）一般诱因：机体对入侵病原体的反应，取决于病原体的种类、数量、毒力，以及机体自身的免疫力。女性生殖器官具有一定的防御功能，任何削弱产妇生殖道和全身防御功能的因素均有利于病原体的入侵与繁殖，如贫血、营养不良，各种慢性疾病（如肝功能不良、妊娠合并心脏病、糖尿病等）、临近预产期前性交、羊膜腔感染。

（2）与分娩相关的诱因

①胎膜早破。完整的胎膜对病原体的入侵起有效的屏障作用，胎膜破裂导致阴道内病原体上行性感染，是病原体进入宫腔并进一步入侵输卵管、盆腔、腹腔的主要原因。

②产程延长、滞产、多次反复的肛查和阴道检查，增加了病原体入侵的机会。

③剖宫产操作中无菌措施不严格、子宫切口缝合不当，导致子宫内膜炎的发生率为阴道分娩的 20 倍，并伴随严重的腹壁切口感染，尤以分枝杆菌所致者为甚。

④产程中宫内仪器使用不当或次数过多、时间过长,如宫内胎儿心电监护、胎儿头皮血采集等,将阴道及宫颈的病原体直接带入宫腔而感染。宫内监护超过8小时者,产褥病率可达71％。

⑤各种产科手术操作(产钳助产、胎头吸引术、臀牵引等)、产道损伤、产前产后出血、宫腔填塞纱布、产道异物、胎盘残留等,均为产褥感染的诱因。

⑥产褥期不良处理。产后产妇卧具不洁,床单、被褥更换不及时,以不洁液体擦洗阴部,探视者不更换医裤即与产妇同床而坐或卧,过早性交等。

8. 产褥感染容易与哪些疾病混淆

(1)产后泌尿系感染:尿路感染时出现发热,临床可见尿频、尿急、尿痛,肋脊角叩痛等症,尿常规化验可见红、白细胞。

(2)产后乳腺炎:发病时间多在产后3～4周,临床可见发热,乳房局部红、肿、热、痛,甚至溃破化脓,于乳房皮下摸到肿块或在肿痛一侧乳房边的腋下可触及到肿大压痛的淋巴结。

(3)产后上呼吸道感染:发热的同时,必有感冒症状,诸如鼻塞流涕、喷嚏咳嗽、咽喉疼痛等。

(4)剖宫产术后腹部切口感染:于发热的同时,可出现腹部切口红肿、触痛,或有脓性渗出物,严重者切口可裂开。

(5)产后菌痢:发热并有大便次数增多,脓血便,可有里急后重感,肛门灼热,大便常规检查,镜下可见到脓细胞。

(6)产褥中暑:是指在产褥期因高温环境,体内余热不能及时散发而引起中枢性体温调节功能障碍的急性热病，表现为高热、水及电解质紊乱、循环衰竭和神经系统功能损害等。本病起病急骤，发展迅速，处理不当可遗留严重的后遗症，甚至死亡。

(7)药物热：我们临床上偶尔发现有些产妇产后使用抗生素时同时出现发热，但没有引起发热的临床症状，化验检查也没有明显的感染依据。如用药物所致的发热，常是药物过敏的最早表现。停药后体温即可退至正常。

9. 产褥感染可以并发哪些疾病

(1)急性外阴、阴道、宫颈炎：分娩时由于会阴部损伤或手术产而导致感染表现为局部灼热、疼痛、下坠，脓性分泌物刺激尿道口出现尿痛、尿频。伤口处感染缝线陷入肿胀组织内，针孔流脓。阴道与宫颈感染表现为黏膜充血溃疡、脓性分泌物增多，日后可导致阴道粘连，甚至闭锁；若向深部蔓延，可播散达子宫旁组织，引起盆腔结缔组织炎。

(2)急性子宫内膜炎、子宫肌炎：病原体经胎盘剥离面侵入扩散到蜕膜后称子宫内膜炎。感染侵及子宫肌层，称子宫肌炎。子宫内膜炎伴有子宫肌炎。重者出现寒战、高热头痛、心率快、白细胞增多。下腹部压痛轻重不一，恶露也不一定多而容易被误诊。

(3)急性盆腔结缔组织炎、急性输卵管炎：病原体沿子宫旁淋巴或血行达宫旁组织，出现急性炎性反应而形成炎性包块，同时波及输卵管系膜、管壁。若侵及整个盆腔也可形成"冰冻骨盆"。淋病双球菌沿生殖道黏膜上行感染，达输卵管与盆腹腔形成脓肿后，可以高热不退。

（4）急性盆腔腹膜炎及弥漫性腹膜炎：炎症继续发展，扩散至子宫浆膜，形成盆腔腹膜炎，继而发展成弥漫性腹膜炎，出现全身中毒症状，如高热、恶心、呕吐、腹胀。检查时下腹部有明显压痛、反跳痛。由于产妇腹壁松弛，腹肌紧张多不明显。因腹膜面炎性渗出、纤维素覆盖引起肠粘连，也可在直肠子宫陷凹形成局限性脓肿，若脓肿波及肠管与膀胱，可出现腹泻、里急后重与排尿困难。急性期治疗不彻底能发展成慢性盆腔炎而导致不孕。

（5）血栓性静脉炎：类杆菌和厌氧性链球菌是常见的致病菌。在血流淤滞或静脉壁受损的基础上，细菌分泌的肝素酶使肝素分解并促成凝血。子宫壁胎盘附着面感染上述细菌时引起盆腔血栓性静脉炎，可累及卵巢静脉、子宫静脉、髂内静脉，髂总静脉及下腔静脉病变常为单侧性，患者多于产后1～2周，继子宫内膜炎之后出现寒战高热、反复发作，持续数周，不易与盆腔结缔组织炎相鉴别。下肢血栓性静脉炎，病变多在股静脉、腘静脉及大隐静脉，出现弛张热，下肢持续性疼痛，局部静脉压痛或触及硬索状，使血液回流受阻，引起下肢水肿，皮肤发白，习称"股白肿"。但有的病变较深而无明显阳性体征，彩色超声多普勒可以探出。下肢血栓性静脉炎多继发于盆腔静脉炎或周围结缔组织炎。

（6）脓毒血症及败血症：当感染血栓脱落进入血液循环可引起脓毒血症，出现肺、脑、肾脓肿或肺栓塞而致死。若细菌大量进入血液循环并繁殖形成败血症，可危及生命。

10. 产褥感染有哪些症状

如果产程中因为消毒不严或产后不讲卫生，可以发生产褥期的感染。轻则发生子宫内膜炎可引起子宫收缩，复旧不良，晚期产后出血，发热，阴道排出恶臭分泌物，下腹疼痛及子宫有压痛等。感染进一步发展，可以扩散到子宫旁，引起宫旁组织的感染，输卵管、卵巢发炎，表现为感染加重，子宫旁都会有明显的压痛，有时输卵管、卵巢都可化脓，形成脓腔。感染再进一步发展可扩散到周围的组织器官，或感染的细菌进入血液中，引起败血症。此时，可有高热，寒战，血中可培养出致病菌，严重时可引起中毒性休克，威胁着生命健康，这是产褥期感染近期引起的后果。

长远来看，产褥感染后，由于生殖器官感染的结果，使输卵管引起粘连，堵塞，以后发生积水，积脓，导致不孕。或引起宫外孕的发生，也可以因为子宫周围组织的感染，化脓，子宫与周围组织，器官粘连，引起慢性腹痛等问题的存在。因此，杜绝产褥感染的发生十分重要。不仅分娩时要严格的无菌操作，产后外阴冲洗，清洁也同样重要，以防产褥感染引起的不良后果。

11. 患了产褥感染如何治疗

（1）一般支持疗法，纠正贫血与电解质紊乱，增强免疫力。卧床休息，取半卧位，以利于恶露的排出、病灶的局限。食用有营养易消化饮食。高热者，采取物理或药物降温；贫血严重者，应输血以提高抵抗力。

（2）采取清除宫腔残留物，脓肿切开引流，取半卧位等措施去除病原组织。

（3）如有盆腔脓肿形成，在保守治疗无效时，应考虑手术治疗。脓肿部位低者，可经后穹隆穿刺抽出脓液或后穹

98

窿切开排脓;脓肿部位较高者,则应剖腹手术

(4)抗生素的应用,抗生素应用时要足量,一般根据细菌培养结果和药敏试验选择抗生素。应注意需氧菌与厌氧菌及耐药菌株的问题。感染严重者,首选广谱高效抗生素等综合治疗。必要时可短期加用肾上腺糖皮质激素,提高机体应激能力。

(5)对血栓性静脉炎者,在应用大量抗生素的同时,加用肝素48～72小时,即肝素50毫克加5％葡萄糖注射液静脉滴注,6～8小时1次,体温下降后改为每日2次,维持4～7日,并口服双香豆素、双嘧达莫等。也可用活血化瘀中药及溶栓类药物治疗。若化脓性血栓不断扩散,可考虑结扎卵巢静脉、髂内静脉等,或切开病变静脉直接取栓。

(6)严重病例可引起中毒性休克、肾衰竭,应积极抢救,治疗应争分夺秒,否则可致死。

12. 如何预防产褥感染

孕产妇应注意以下几方面。

(1)产前:治疗急性外阴阴道炎及宫颈炎等并发症,避免胎膜早破、滞产、产道损伤与产后出血。纠正贫血,补充营养,尽可能祛除身上存在的感染灶;孕期最后2个月内避免性交。

(2)产时:消毒产妇用物,严格无菌操作,正确掌握手术产指征。临产以后,应抓紧时间休息,尽量进食和饮水;若饮食摄入不足,必须接受静脉补充。

(3)产后:产后严密观察,对可能发生产褥感染和产褥病患者,应用抗生素预防。产后汗多,下身又有恶露不断流

出,因此必须注意清洁卫生。除洗澡和擦身外,必须每天用温开水或1/5 000高锰酸钾溶液洗涤外阴1～2次,尤其在大便后。卫生巾勤换。产褥期间,特别在恶露尚未干净时,绝对不能性交,因此时子宫里的创面尚未愈合,性交会带入细菌使子宫发炎,也会使恶露淋漓不净。况且,会阴和阴道裂伤的瘢痕犹新,过早性交必然引起疼痛,甚至裂开和感染。

13. 产后真菌感染怎么办

有的产妇分娩前就有真菌性阴道炎,如果产前没有得到有效的治疗或生产时才发现,产后仍有可能出现真菌感染,此时因子宫尚未恢复,且有阴道恶露的存在。如果使用外用药的话往往会导致产褥感染的发生,所以,专家建议产褥期最好不要使用外用药治疗真菌性阴道炎,于产褥期后再进行外用药物的治疗。治疗方法同孕前真菌性阴道炎的治疗。但如果产褥期真菌性阴道炎较为严重,可选用口服抗真菌药物,如氟康唑、伊曲康唑等。但此时要注意,因口服药物可进入乳汁,服药期间及服药后72小时应停止哺乳,以免造成对婴儿的不良影响。

14. 什么是急性乳腺炎

急性乳腺炎是乳腺的急性化脓性感染,是乳腺管内和周围结缔组织炎症。细菌可自乳头破损或皲裂处侵入,亦可直接侵入乳管,进而扩散至乳腺实质,多发生于产后哺乳期的妇女,尤其是初产妇更为多见。有文献报道,急性乳腺炎初产妇患病占50%,哺乳期的任何时间均可发生,但以产后3～4周最为常见,故又称产褥期乳腺炎。

15. 为何说哺乳期乳房有肿块不一定就是急性乳腺炎

（1）乳管不通畅造成：产妇在哺乳的早期往往会出现一侧或双侧的乳腺肿块及胀痛，出现早期往往是因为乳管不畅导致乳汁不能排出而积乳造成的，此时主要是想办法疏通乳房。可先用温毛巾湿热敷患侧乳房 20～30 分钟，然后用手轻轻拍打，抖动乳房，再以双手全掌由乳房四周沿乳腺管轻轻向乳头方向推抚50～100 次，将乳汁排出。并可以用手掌小鱼际或大鱼际肌着力于患部，在红肿胀痛处施以轻揉手法，有硬块的地方反复揉压数次，直至肿块柔软为止。也可以用右手小鱼际部着力，从乳房肿结处，沿乳根向乳头方向做高速振荡推赶，反复 3～5 遍。局部出现有微热感时，效果更佳。揉的时候要以乳房不痛为度，力太大就起反作用了。另外，每次宝宝吃完都要把余下的乳汁都挤出去，这样才会有更多的乳汁出来，不会因为挤掉了就没有乳汁了。如果是因为单纯积乳造成的，经过上述处理都可以得到很好的效果，但如果早期没有处理好而导致感染，并出现发热等乳腺炎症状，应按乳腺炎的治疗方法处理。

（2）肿瘤：哺乳期乳腺肿块也不能排除乳腺肿瘤，如纤维瘤、脂肪瘤及乳腺癌等情况的发生。此种情况则需要及时到乳腺外科就诊，以免延误病情。

16. 为何哺乳期易患乳腺炎

哺乳期产妇乳腺发育并开始泌乳，在哺乳过程中如不注意清洁卫生及正确哺乳，会给细菌带来可乘之机，并给细菌提供良好的生长环境。其高危因素包括如下几项。

（1）乳汁淤积：乳汁淤积在乳腺后会发生分解反应，从而为细菌的生长繁殖提供了理想条件。产妇喂奶姿势不当,喂奶次数少,乳汁过多,或乳头发育过小,乳头内陷,或产妇情绪不稳定、休息不好,乳管不通等原因,造成产妇在哺乳时不能将乳汁完全排尽,就容易引起乳汁淤积,初产妇的乳汁中含有较多的脱落上皮细胞,容易发生乳管阻塞,从而造成乳汁不能正常排出,也会引起乳汁淤积,而导致乳腺炎的发生。

(2)细菌侵入感染:细菌感染主要是因为产妇的乳头发生破损、皲裂,细菌可从裂口处侵入,沿淋巴管蔓延到脂肪、结缔组织等引起感染;婴儿鼻咽部有细菌存在,如婴儿发生口腔炎、鼻炎等,产妇在哺乳时,细菌可沿乳管侵入乳腺小叶,从而引起乳腺发生感染。另外,婴儿经常含乳头而睡,也可使婴儿口腔内炎症直接侵入蔓延至乳管,继而扩散至乳腺间质引起化脓性感染。

17. 哺乳期急性乳腺炎有哪些症状

初期乳腺炎患者乳房肿胀疼痛,患处出现边界不清的硬结,表面皮肤红热、压痛,同时可出现发热等全身症状。乳腺炎症继续发展,则上述症状加重,此时局部皮肤主要表现为红、肿、热、痛,出现较明显的硬结,触痛更加疼痛呈搏动性,此时病人可出现寒战、高热、头痛、无力、脉快等全身症状。乳腺炎患侧腋窝淋巴结常肿大,并有压痛。化验血白细胞计数升高,炎症肿块常在数日内软化形成脓肿,表浅的脓肿可触及波动,深部的脓肿需穿刺才能确定。乳房脓肿可以是单房性的,也可因未及时引流而扩展为多房性的;或自外穿破皮肤,或脓肿破溃入乳管形成乳头溢脓;同一乳房也可同时存在数个病灶而形成多个脓肿。如果病情没有得到有效地控制,严重急性乳腺炎可导致乳房组织大块坏死,深部脓肿除缓慢向外破溃外,也可向深部穿至乳房与胸肌间的疏松组织中,形成乳房后脓肿,甚至并发败血症。

18. 如何预防急性乳腺炎

初产妇在哺乳期很容易患急性乳腺炎,多发生在产后第2～9周。由于初产妇的乳头皮肤抵抗力较弱,容易在婴儿的吸吮下造成损伤,使乳汁淤积,细菌侵入,迅速繁殖而导致本病。如果治疗不当会形成奶瘘和脓肿,经久不愈。因此,初做母亲的年轻女性要特别注意预防本病的发生。

预防急性乳腺炎关键在于防止乳头损伤,避免乳汁淤积,保持乳房清洁。

(1)哺乳期应保持乳头清洁,每次喂奶前后产妇要洗手,应使用温毛巾擦净乳头使乳头保持清洁并避免堵塞。喂奶后用清洁纱布敷盖乳头并用乳罩托起乳房。

(2)养成定时哺乳的习惯,避免积乳,产妇缺乏哺乳经验,往往不让婴儿将乳汁吸尽,引起乳汁淤积储留,淤积的乳汁及其分解物是细菌的良好培养基,形成细菌繁殖的良好场所,细菌可以大量繁殖而致病。

(3)产妇初次哺乳时易因婴儿吸吮造成乳头组织损伤,致使乳头破裂,为细菌的侵入敞开了门户,如果发现乳头破损或皲裂,要暂停哺乳,用吸奶器吸出乳汁,待伤口愈合后才能直接喂奶。可将少量乳汁涂在乳头上晾干以保护创面,减轻疼痛;也可以用中药涂患处,一般数日后会愈合。

(4)有淤积奶块时,可先做热敷轻轻用手向乳头方向揉

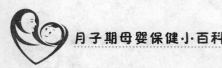

按,使之化开,并将奶汁挤出或用吸奶器吸出。

(5)喂奶时间不应过长,最多不要超过半小时。不要让婴儿长时间叼乳头或含着乳头入睡。

19. 患了乳腺炎需要停止哺乳吗

急性乳腺炎一般只要不化脓不需要停止母乳喂养,因为停止哺乳不仅影响婴儿喂养,而且还增加了乳汁淤积的机会。所以,在感到乳房疼痛、肿胀甚至局部皮肤发红时,不但不要停止母乳喂养,而且还要勤给孩子喂奶,让孩子尽量把乳房里的乳汁吸干净。这样更有利于炎症的消退。而当乳腺局部化脓时,患侧乳房应停止哺乳,并以常用挤奶的手法或吸奶器将乳汁排尽,促使乳汁通畅排出。与此同时,仍可让孩子吃另一侧健康乳房的母乳。只有在感染严重或脓肿切开引流后,或发生乳瘘时才应完全停止哺乳,并按照医嘱积极采取回奶措施。

20. 急性乳腺炎患者如何自我护理

急性乳腺炎起病急,初起乳房肿胀、疼痛,皮肤不红或微红,继之局部硬结渐渐增大,疼痛加剧,伴发热。如不积极治疗,常转化或脓肿。做好自我护理是防治本病的重要措施。

(1)早期按摩和吸乳是关键。患者可用手指顺乳头方向轻轻按摩,加压揉推,使乳汁流向开口,并用吸乳器吸乳,以畅通阻塞的乳腺管口。吸通后应尽量排空乳汁,勿使淤积。

(2)哺乳期要保持乳头清洁,常用温水清洗乳头,定时哺乳,每次应尽可能将乳汁排空。如乳汁过多婴儿不能吸尽,应借助吸乳器将乳汁排空;发热,体温达 39℃ 时不宜吸乳。

(3)不宜让婴儿含乳头睡觉,哺乳后用胸罩将乳房托起。

(4)饮食宜清淡,易消化,忌辛辣。

(5)情志不畅亦与本病有关,要劝导病人解除烦恼,消除不良情绪,注意精神调理。

21. 哺乳期急性乳腺炎看什么科

比较严重的乳腺炎需要做乳腺的穿刺,乳透等专业检查,以明确诊断,和相应的专业治疗措施,所以建议到乳腺外科就诊。

22. 哺乳期急性乳腺炎如何治疗

哺乳期乳腺炎的治疗需要医院检查后,明确病情,根据医师指导治疗,科学用药,疗效更佳。急性乳腺炎治疗方法主要有以下的几方面。

(1)一般治疗:休息,乳腺一旦化脓应暂停患侧乳房哺乳,清洁乳头、乳晕,促进乳汁排泄(用吸乳器或吸吮),用乳罩托起乳房。凡需切开引流者应停止哺乳。多食富含维生素及蛋白质丰富的食物。

(2)物理疗法:适用于乳腺炎的早期治疗,以促使炎症消退或局限;可用局部理疗和热敷,以热毛巾热敷,每次20~30分钟,每天3~4次,或局部用25%硫酸镁湿热敷,均有利于早期炎症的消散。

(3)抗生素治疗:可先行药敏实验,根据实验的结果选择敏感抗生素足量足疗程治疗。如无药敏实验的条件也可先选用广谱抗生素治疗。

(4)中药治疗:急性乳腺炎是"肝气郁结,内热壅滞"所致,应以"疏肝利气,清热解毒"治疗为原则。可用蒲公英、野菊花等清热解毒药物,有人曾用仙人掌外敷治疗早期乳腺炎取得了较好的疗效,方法为取仙人掌一块捣碎后敷在乳房炎患处,外面盖上干净的纱布。

(5)手术治疗:一旦脓肿形成应及时穿刺抽脓,抽脓后注入抗生素或手术切开引流。切开引流应注意,浅表的小脓肿可在局麻下进行,大而深的脓肿应在静脉麻醉下进行。在脓肿中央、波动最明显处做切口,但乳房深部或乳房后脓肿可能无明显波动感。切口要足够大,以乳头为中心呈放射方向,或沿乳房下皮肤皱褶处做弧形切口。进入脓腔后,用手指探查,打通所有脓肿内的间隔,以保证引流通畅。如属乳房后脓肿,应将手指深入乳腺后间隙,轻轻推开,使脓液通畅流出。哑铃状脓肿,必要时可做对口引流。所有脓肿切开后应放置引流物,每日换药。脓液应常规做培养与药物敏感试验。

(6)对症治疗:高热者给予退热治疗,局部疼痛严重者给予镇痛药镇痛治疗。

(7)回奶:需要回奶的患者可选用维生素 B_6,每次 200毫克,每日 3 次,口服。也可同时采用中药生麦芽 30～60克,沸水冲泡,当茶饮,每日 1 次。

23. 产后手脚痛如何预防及护理

首先,应注意充分的休息,不宜做过多的家务劳动,特别要注意减少手指和手腕的负担。如给孩子洗澡时夫妻应配合,避免由产妇一个人一手托头一手洗;洗尿布时一定要用温水,避免寒冷的刺激。其次,产妇在休养的同时应适当的下床活动,能防止脚跟脂肪垫退化,避免产后脚痛的发生。

如果不慎患上产后手脚痛,可以采用一些自我温灸、热敷、按摩等方法治疗。温灸可每日 2 次,每次 5～10 分钟。热敷用热毛巾即可,如能加上一些补气养血、通经活络、祛风除湿的中草药效果更佳。还可以用按摩方法,一般是在痛点处先轻压后重压,压 30 秒放开 15 秒,交替进行,注意按压时不要揉捏,否则会使疼痛加重。

24. 产后腰腿痛的原因及应对措施有哪些

(1)病因:许多产妇分娩后或多或少都会感到腰腿痛,这是因为妊娠期间,胎儿的发育使子宫增大,同时腹部也变大,重量增加,变大的腹部向前突起,为适应这种生理改变,身体的重心就必然发生改变,腰背部的负重加大,所以孕妇的腰背部和腿部常常感到酸痛。到了分娩的时候,产妇多采取仰卧截石位,产妇在产床上时间较长,且不能自由活动,分娩时要消耗许多的体力和热能,致使腰部和腿部酸痛加剧。在产褥期和坐月子期间,有的产妇不注意科学的休养方法,活动锻炼不得法,有的产妇过早的参与劳动,还有的产妇产后睡弹簧床,这些情况都可以引起产妇在产后感到腰腿部疼痛较重。

产妇在产后感到腰腿痛一般说是属于生理性的变化,是可以恢复的,如果属于怀孕和分娩引起的疼痛,一般在产后 1 周后疼痛就会减轻。在坐月子期间注意劳逸结合,将会恢复得很好。如果疼痛不但不见减轻,相反逐渐加重,应请医生医治为好。

(2)产后腰腿痛的预防措施:首先,新妈妈应均衡合理地进食,避免体重过重而增大腰部的负担,造成腰肌和韧带的损伤,同时注意充分休息,坐位时可将枕头、坐垫一类的柔软物经常垫在腘窝下,使自己感到很舒服,以减轻腰部的负荷。避免经常弯腰或久站久蹲。其次,要避风寒,慎起居,每天坚持做产后操,能有效的预防产后腰腿痛。

25. 产后颈背酸痛的原因及预防措施有哪些

一些产妇在给小孩喂奶后,常感到颈背有些酸痛,随着喂奶时间的延长,症状愈加明显,此谓哺乳性颈背酸痛症。发生的原因如下。

(1)原因

①产妇不良的姿势。一般乳母在给小孩喂奶时,都喜欢低头看着小孩吮奶,由于每次喂奶的时间较长,且每天数次。长期如此,就容易使颈背部的肌肉紧张而疲劳。产生酸痛不适感。此外,为了夜间能照顾好小儿,或为哺乳时方便,习惯固定一个姿势睡觉,造成颈椎侧弯,引起单侧的颈背肌肉紧张,导致颈背酸痛的产生。

②女性生理因素与职业的影响。由于女性颈部的肌肉、韧带张力与男性相比显得相对较弱,尤其是那些在产前长期从事低头伏案工作的女性(会计、打字、编辑、缝纫),如果营养不足,休息不佳,加上平时身体素质较差,在哺乳时就更容易引起颈、背、肩的肌肉、韧带、结缔组织劳损而引发疼痛或酸胀不适。

③自身疾病的影响。一些乳母由于乳头内陷,婴儿吮乳时常含不稳乳头,这就迫使做母亲的要低头照看和随时

调整婴儿的头部,加之哺乳时间较长,容易使颈背部肌肉出现劳损而感到疼痛或不适。此外,患有某些疾病如颈椎病等,也会加剧神经受压的程度,导致颈背酸痛,以及肩、臂、手指的酸胀麻木,甚至还会出现头晕、心悸、恶心、呕吐、四肢无力等。

(2)预防措施:在明白颈背酸痛的原因后,即可找出预防此病的措施。如及时纠正自己的不良姿势和习惯,避免长时间低头哺乳;在给小孩喂奶的过程中,可以间断性地做头往后仰,颈向左右转动的动作。夜间不要习惯于单侧睡觉和哺乳,以减少颈背肌肉、韧带的紧张与疲劳,平时注意适当的锻炼或活动。

此外,要防止乳头内陷、颈椎病等疾患,消除诱因;最后,要注意颈背部的保暖,夏天避免电风扇直接吹头颈部;同时,要加强营养,必要时,可进行自我按摩,以改善颈背部血液循环。

26. 如何改善产后阴道松弛

一般阴道松弛可以通过阴道紧缩手术进行矫治,但也可以通过自己的运动方式恢复。

(1)卧式锻炼:靠床沿仰卧,臀部放在床沿,双腿挺直伸出悬空,不要着地。双手把住床沿,以防滑下。双腿合拢,慢慢向上举起,向上身靠拢,双膝伸直。当双腿举至身躯的上方时,双手扶住双腿,使之靠向腹部,双膝保持伸直。然后,慢慢地放下,双腿恢复原来姿势。如此反复6次,每天一回,可常年不辍。

(2)立式锻炼:站立,双腿微分开,收缩两侧臀部肌肉,

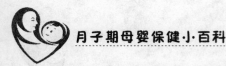

使之相夹,形成大腿部靠拢,膝部外展,然后收缩肛门括约肌,使阴道也往上提的动作。

(3)屏住小便:在小便的过程中,有意识的屏住排便几秒钟,中断排尿,稍停后再继续排尿。如此反复,经过一段时间的锻炼后,可以提高阴道周围肌肉的张力。

(4)提肛运动:在有便意的时候,屏住大便,并做提肛运动。经常反复,可以很好的锻炼盆腔肌肉。

(5)其他运动:走路时,有意识地要绷紧大腿内侧及会阴部肌肉,然后放松,重复练习。

27. 子宫脱垂如何预防和治疗

产后子宫脱垂患者感到下腹、外阴及阴道有下坠胀感,并伴有腰酸背痛感,久立或劳动时这种感觉更加严重,若病情继续加重,严重者影响行动。为了预防这一情况可以采取以下几个方法。

(1)按摩疗法:子宫恢复靠收缩,但子宫收缩靠什么呢?靠自然机制。也就是生产发动之后,子宫就不断地收缩,排空了再排空,让子宫腔不会有空隙。我们传统上教导产妇按摩子宫,使用子宫收缩药,或是中医使用生化汤,都是辅助的角色。其目的还是引导子宫不断地收缩,直到没有出血且子宫腔保持净空为止。

(2)缩肛运动疗法:用盆底肌肉收缩法将肛门向上收缩,就如同大便完了收缩肛门那样。每天做数次,每次收缩10～20下。臀部抬高运动:平卧床上,屈膝,两脚踏床紧贴臀部,两手臂平放在身体两侧,然后用腰部力量将臀部抬高与放下。每天2次,每次20下左右,并逐步增多次数。

（3）其他：产后子宫脱垂也可以采用针灸、中药外用和内服、子宫托等综合治疗。严重的子宫脱垂应行保守性手术，使子宫恢复正常前位以利于受孕，如阴道前后壁修补术加主韧带缩短术及子宫颈部分切除术。但术后一旦受孕，应进行剖宫产术分娩，以免产后再次造成子宫脱垂症。

28. 如何预防子宫移位

子宫移位发病原因是产妇产后长期卧床，下床活动少，长时间保持一种睡姿，习惯向一侧卧位，使子宫在坐月子期间由于重力作用向一侧倾倒，随子宫复旧使子宫固定在盆腔的异常位置。子宫移位的症状为腰酸背痛，腰骶部更明显。下腰部、阴道、外阴部有坠胀感，尤其是久站、走路、劳累后更甚。子宫移位严重者还可出现尿频、尿急、张力性尿失禁等。

预防子宫移位，首先要求产妇在月子里要休息好，还要注意睡姿，月子里睡觉应经常变换卧位，防止平卧使子宫后倾。产后若总是仰卧，容易造成子宫后倾，导致产后腰痛、白带异常，而且恶露也不易排放。因此，产妇在休息期间要避免长期仰卧位，应侧卧、仰卧轮换交替。产后 2 周可以开始俯卧，每天 1～2 次，每次 15 分钟左右。

坐月子期间无特殊情况可早下床活动，但不宜做过多或过重体力劳动，也应避免久坐、久站、久蹲等动作，并且适当做子宫复原运动。

29. 产后如何防治失眠

导致产后失眠易惊醒的原因有很多，如精神紧张、焦虑、抑郁、烦闷、兴奋、环境改变、噪声等因素均可造成失眠。

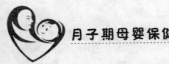

对于产后失眠易惊醒,主要应做好以下几方面。

(1)劳逸适度,晚餐不要过饱。

(2)睡前 30 分钟不再用脑,在安宁的环境中听听柔和优美的音乐。难以入睡者还可以做一些散步之类的松散活动。

(3)产后失眠易惊醒患者,可在上床前以 40℃～50℃温水洗脚后,搓揉脚底片刻。冬天更应该将脚部搓至温热。

(4)忌用热性补药,如鹿茸、人参、附子等。

(5)睡前喝一杯牛奶或吃一点甜食,有助于提高睡眠质量。

(6)布置舒适的寝具,安静、清洁、空气清新的卧室。

(7)心理治疗,对轻度症状患者可以进行心理治疗。

30. 什么是妈妈腕

妈妈腕,在医学上又被称为"手腕狭窄性肌腱滑囊炎",是一种在临床上很常见的手腕在大拇指侧的疼痛。

在大拇指的根部有两条肌腱,一条是拇指外展长肌,一条是伸拇指短肌;竖起大拇指时,可以在大拇指的根部手腕处,摸到这两条肌腱。肌腱就像麻蝇一样,肌肉的收缩牵动肌腱而带动手指的运动。如果这两条肌腱活动得太频繁,或者是在超过负荷的力量、不正确的姿势下使用,肌腱就会受伤,而产生周围滑液囊的发炎,造成手腕在大拇指侧的疼痛,而影响手腕及大拇指的活动。

31. 如何确定得了"妈妈腕"

妈妈腕疼痛的位置是在大拇指近手腕的地方。症状通常是慢慢加重,而不是突然发生,严重时不但会妨碍手腕的运动,也会影响睡眠,病人会觉得关节僵硬,甚至像神经痛一样，会往上痛到手臂，往下痛到大拇指的末端。在做手掌抓握、大拇指坚起、手腕往小指侧弯曲时，疼痛常常会加剧。可看见在手腕桡骨末端茎突处有一点点水肿，按压时疼痛。

做芬科斯试验，即将大拇指握住，并且将手腕弯向小指侧时，因为发炎的肌腱滑囊受到拉力牵扯引发疼痛，就有可能得妈妈腕了。

临床上借由上述检查即可论断，但对有些不典型的病例，目前可以使用"骨骼肌肉超声波"来论断。超声波的检查优点是准确、省时，也没有辐射的危害。超声波检查可以帮助医生排出其他容易混淆的疾病，像是腕骨骨关节炎、桡骨神经痛、肌腱感染等，能给新妈妈最适当的治疗。

32. 如何预防与保养妈妈腕

以下这些活动容易造成妈妈腕：剪布、缝纫、重复抓握、转水龙头、转瓶塞等。如音乐家、打字员、电脑操作员、作业员等，需要使用手腕与大拇指做重复动作，手腕常常受到压迫的人，最常被这种疾病困扰。

另外一个高危险群，就是怀孕后期的准妈妈，以及产后的妈妈，因为体内激素的变化，易引起手腕韧带的水肿，肌腱也变得脆弱；或者是抱小孩的姿势不当、时间太久，也都会拉伤手腕的肌腱。

以下预防措施可供参考。

(1)在抱小宝宝时，尽量不要单手抱、不要抱得太久、不要过分依赖手腕的力量，应将孩子靠近自己的身体，以获得较佳的力学支撑。

(2)避免大拇指、手腕的过度负担，如提重物、拿炒菜

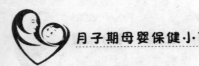

锅、拧毛巾、打保龄球等。如果要做,最好先有热身运动。

（3）一些重复性的家事,如烹饪、打扫、缝纫等,做一段时间就要适度休息。

33. 产后如何防治肛裂

（1）肛裂的病因:新妈妈容易发生肛裂的原因,除了因分娩时阴道扩张、撕裂累及肛门所致外,更主要是由于便秘所伤。

有的新妈妈喜吃羊肉、狗肉、姜汤等热性和辛辣食物,长时间不吃或很少吃蔬菜、水果,加上新妈妈卧床休息,活动量减少,肠蠕动减慢,以致大便在肠道内停留时间过久,水分被吸收而过于干燥、硬结,排便就困难。再者,产后肛肌松弛,盆腔压力突然降低,直肠弛缓也易使大便滞留,从而发生便秘。一旦出现便秘,若强行排解,很容易造成肛裂。

（2）症状:肛裂主要症状是便后疼痛,严重者便后疼痛持续可达数小时之久,因而使患者惧怕大便,结果粪便停留肠腔内时间更久、更干燥,下次排便更痛,形成恶性循环,苦不堪言。

（3）预防措施:养成良好的生活习惯,就可以让新妈妈免受肛裂之苦。首先,排便时间需相对固定,有助于形成定时排便和条件反射,使排便容易。其次,产后应尽早起床活动。自然分娩者产后1～2天可起床活动,最初起床时可先进行轻微的活动,如抬腿、仰卧起坐、缩肛等,这对增强腹直肌能力、锻炼骨盆肌肉、帮助排便、恢复健康很有益处。最后,应该调节饮食结构,新妈妈在食鸡、鱼、肉、蛋等高蛋白质食物基础上,合理搭配一些含纤维素较多的食物,如粗粮、新鲜蔬菜。适当选食土豆、红薯等,也有利于大便通畅。多喝些水,吃植物油,能直接润肠,后者在肠道中分解的脂肪酸也有刺激肠蠕动作用,利于排便。少吃辛辣刺激食物。

34. 产后头晕是怎么回事

产后头晕与以下因素有关。

(1)贫血:妇女怀孕期很容易发生贫血,又加上生产过程中的出血,因此不少产妇产后都有不同程度的贫血,就会出现因贫血引起的头晕、耳鸣等。

(2)疲劳:产后休息不好,加上产后身体虚弱、过度疲劳,也会产生头晕等症状。

(3)高血压:如果怀孕期间患过高血压,甚至有蛋白尿,产后也容易出现头晕症状。

35. 产后为何容易得风湿病

产后血虚体弱、感受风湿寒热之邪,是本病发生的外在因素。风湿寒邪侵入人体的途径有:①产后大汗淋漓而未保暖,感受了风寒之邪。②产妇所住房屋潮湿阴冷。③产妇感受门窗过道过堂风的侵袭。④产妇过早劳累或使用冷水洗衣。⑤产妇过早行房事。⑥产妇淋雨受湿。

妇女产后由于剖宫受伤出血,导致血脉空虚,元气大伤,经络、血脉肌肉筋骨空虚,如果外邪乘虚而入,就会使肌肉、关节疼痛酸困沉重,怕风怕冷,从而导致本病。

36. 如何预防产后风湿病

产后风湿病的预防主要应注意以下几方面。

(1)产后要注意保暖:新妈妈生完宝宝后流汗比较多,

这个时候切忌被风直吹,最好的方法就是自然降温。特别是晚上要注意气温降低后避免新妈妈着凉。

(2)要注意营养、充分休息:新妈妈在分娩时消耗很多体力,最好卧床休息24小时,保证产后充足睡眠,第二天再下床活动。可以适量活动一下身体,但禁止从事体力劳动,尤其是增加腹压的活动,如久蹲或搬重物等。饮食上要合理搭配,营养均衡。

(3)要适量运动、保持良好情绪:分娩后新妈妈应以多休息、适量运动为好,运动后注意不要着凉,不能过度疲劳。保持心平气和,情绪稳定,不宜生气,不宜着急。

(4)月子期间绝对禁止性生活:月子期产妇生殖器创伤尚未康复,全身状况很虚弱,此期发生性生活危害极大。

37. 如何预防产后牙齿松动

产后牙齿松动主要是由于钙质的流失,以及新妈妈在月子里不能正常刷牙,增加了患口腔疾病的几率,从而使牙齿松动,甚至脱落。

预防产后牙齿松动,建议如下:

(1)饮食中增加钙的摄入量,多吃含钙多的食物,如牛奶、虾皮、海带、豆类、芝麻酱等。

(2)注意口腔清洁卫生,做到早晚刷牙、饭后漱口。

(3)必要时补充钙剂及维生素 D 等,并进行适当的户外活动。

38. 产后尿潴留如何防治

产妇于分娩后4~8小时应当排尿,而大多数产妇都能顺利地排出尿来,但有些分娩不大顺利的初产妇,往往出现排尿困难,如排不出尿或排不净尿。

(1)产后尿潴留的成因

①在分娩过程中,胎儿先露部较长时间压迫膀胱,使膀胱黏膜水肿,膀胱张力下降,收缩力差。

②腹壁松弛,张力下降,使排尿乏力。

③由于膀胱麻痹而排尿困难。

④有的人不习惯躺着排尿。

⑤有的人会阴伤口痛,对排尿有恐惧心理,尿道反射性痉挛,因而排尿困难。由于发生尿潴留,加之产后抵抗力差,细菌容易乘虚而入,发生尿路感染。

(2)产后尿潴留的对策

①产后多饮水。

②鼓励下床自行排尿,排尿时采取半蹲半立的姿势。

③用温水冲洗尿道周围,或让产妇听流水声,以诱导其排尿。

④在下腹部放置热水袋以刺激膀胱收缩。

⑤针刺疗法也有一定效果。穴位可采用关元、气海、三阴交,使针感向尿道处传导。

⑥肌内注射新斯的明0.5毫克。

⑦上述疗法均无效时,应在严密消毒下导尿,并留置导尿管,以后每隔3～4小时放1次尿,1～2天后拔出导尿管,通常多能自行恢复排尿功能。

产妇在刚刚恢复排尿时,要注意膀胱内有无残余尿。检查的方法是:产妇排尿后立即在趾骨上方稍稍用力压小腹部,体会一下是否还有尿意。如果仍有尿意,说明有残余尿,可用上面列举的针刺或用药等方法治疗一个阶段,直到

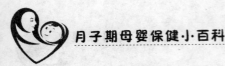

恢复正常排尿为止。

39. 产妇尿路感染有哪些症状

产妇如果发现自己在产后有尿频、尿急、尿痛等方面的症状,而且还时不时地会有腰酸、小腹胀痛的现象出现时,一定不能忽视,这可能是产后尿路感染所致。主要表现有以下四个方面。

(1)腰痛:肾脏包膜、肾盂、输尿管受刺激或张力增高时,均可以使腰部产生疼痛的感觉,下尿道感染通常不会引发腰痛。

(2)尿道口红肿或外翻:女性尿道感染急性炎症时,尿道外口有红肿或外翻现象,这是由于黏膜表面常被浆液性或脓性分泌物所黏合的缘故。

(3)尿液异常:尿路感染可引发尿液的异常变化,多见的有细菌尿、脓尿、血尿等。

(4)尿频尿急和尿痛:尿路感染最常见的症状是尿频、尿急、尿痛,也可见到尿失禁和尿潴留。

40. 产后尿路感染的防治措施有哪些

(1)要做到下床活动,多喝水,不憋尿。

(2)要注意阴部的清洁卫生,勤清理恶露,防治细菌侵入外阴。

(3)要选择合适的卫生用品,注意保暖,尤其是疲劳和体质差的时候。

(4)尿路感染后产妇要卧床休息,多喝开水,食用易消化、不刺激的食物,并且及时药物治疗。

41. 产后外阴发炎的防治方法有哪些

急性外阴发炎时,局部皮肤红、肿、热、痛,严重时还可引起全身症状、发热、淋巴结肿大。如果急性期发作症状较轻,未引起足够重视,可转为慢性,造成局部皮肤粗糙,外阴瘙痒,影响工作、学习和生活。防治方法如下:

(1)产后经常保持外阴皮肤清洁,大小便后用纸擦净,应由前向后擦,大便后最好用水冲洗外阴。

(2)恶露未净应勤换卫生巾,勤换内裤。

(3)如果发现局部有红色小点,可在局部涂2%碘酒。也可局部热敷。

(4)患外阴炎后应忌吃辛辣厚味等刺激性食物,宜吃清淡食物。

42. 产后阴道痛的原因及防治措施有哪些

(1)产后阴道痛的原因:有的产妇在分娩时,既没有做会阴切开术,阴道和会阴部也没有破裂,但产后却感到阴道部位很疼痛,尤其是大笑或大声说话时。这是因为一个几千克的婴儿从狭窄的阴道娩出,总会使阴道组织因扩张和伸展而过度淤血和损伤。通常随着时间的推移,疼痛会慢慢减轻。

(2)阴道痛的防治措施

①疼痛部位洗温水浴,用纱布包裹碎冰对不适处进行冰敷。

②如疼痛剧烈,可在医生的指导下用较温和的镇痛药。

③不要长久站立或坐,以缓解不适处的紧张感。

④做促使阴部组织恢复的运动。方法为:收紧阴部及

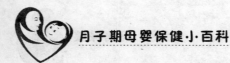

肛门附近的肌肉,尽可能持久一些,以8～10秒钟为宜,然后慢慢放松肌肉。并持续放松几秒钟,接着重复做,每天至少做25次。这一运动可在任何体位时做,以加快血液循环,使损伤的组织尽快康复。

43. 产后便秘的预防措施有哪些

(1)适量活动:分娩后,新妈妈要尽早下床,要适当活动,不能长时间卧床。

(2)保持良好情绪:新妈妈平时要保持精神愉快、心情舒畅,避免不良的精神刺激,因为不良情绪可使胃酸分泌量下降,胃肠蠕动减慢。

(3)合理饮食:每日进餐要适当搭配一定比例的杂粮,做到粗细粮搭配,力求主食多样化,还要多吃一些含纤维素多的新鲜蔬菜和水果。多吃蔬菜、水果、蜂蜜等,以增强润肠通便之功。蔬菜如菠菜、芹菜、洋葱、苦瓜、空心菜、韭菜等,水果如香蕉、苹果、梨、杏等。

(4)药物治疗:以柔和缓泻的中药和中成药为好,禁用峻猛攻下之剂,以免损伤正气。

①中药内服。肉苁蓉10克,麻子仁10克,何首乌10克,泡水饮。番泻叶3克,泡水饮;大黄3克,肉苁蓉10克,泡水饮。也可喝些蜂蜜和香油,以润滑肠道。

②外用药物治疗。若4～5天仍未排便,可在服用药物的同时用开塞露挤入肛门,或甘油栓塞入肛门。

如果以上两种方法均无效,可用温肥皂水少量灌肠。或中药大黄10克,蒲公英10克,煎汁100毫升灌肠。

(5)产后体操:新妈妈应在床上做产后体操,进行肛门收缩运动,锻炼骨盆底部肌肉,促使肛门部血液回流。具体方法是,新妈妈可做忍大便的动作,将肛门向上提,然后放松。早晚各做 1 次,每次 10～30 下。

44. 如何防治产后痔疮

(1)产后应该尽早下床活动:自然分娩者产后 1～2 天即可下床,初起床时可以先进行一些轻微活动,如抬腿、仰卧起坐、缩肛(像忍大便那样)等,对增强腹部肌力、锻炼骨盆肌肉、协助排便有益处。

(2)调整食谱,多吃新鲜果蔬,以增加大便容量:少吃或暂不吃热性辛辣食物。多喝鱼汤、猪蹄汤,补充足够的水分,润滑肠道避免便秘。

(3)治疗便秘:已患便秘者切忌强行排便,先试用下列方法治疗。液状石蜡 30 毫升早晨一次服,下午即可通便;酚酞 100 毫克口服,6～8 小时后通便;开塞露一支插入肛门后,将药物挤入直肠,10～20 分钟后排便。

45. 月子期间感冒如何治疗

由于新妈妈产后气血两虚,抵抗力下降,加上出汗较多,全身毛孔经常张开着,所以,一旦身体突然经受急剧的温差变化,很容易感冒。新妈妈感冒后,必须补充大量水分,可以多喝白开水、姜糖水、冰糖梨水及各种新鲜果汁等。饮食要清淡、易消化,不吃辛辣刺激油腻食物。如有轻微发热,可以进行物理降温。

在感冒初起时,新妈妈不妨试一试以下饮食疗法。

(1)糯米葱粥:糯米 100 克,洗淘后加水适量煮粥,将熟时,加入葱白数根煮至熟,空腹食用。

（2）梨枣鸡蛋汤：梨1个，洗净并切块，大枣、生姜、冰糖各适量，然后加水煮沸，最后再打个鸡蛋下去。早晚各1次，服后休息。

（3）白菜萝卜汤：白菜心250克，白萝卜60克，加水适量，煎好后放入红糖15克左右，趁热喝汤吃菜。

（4）橘皮生姜红糖茶：橘皮、生姜各10克，切细丝，加水煎至半碗，服用时加入红糖适量，趁热服用。服后盖被睡觉，有助于退热，缓解头痛。

46. 产后如何预防盆腔静脉曲张

盆腔静脉曲张，是指盆腔内血管壁弹性消失、血流不畅、静脉怒张弯曲的一种病变，此种疾病好发于产妇和体质较弱的妇女。

造成盆腔静脉曲张的原因很多，最主要的是由于妊娠期子宫长大，压迫盆腔血管，血液回流受阻。产后如果休息不当，盆腔血管恢复不良，再加上产后久蹲、久站、久坐、长期便秘等，也会使盆腔静脉曲张加重。

盆腔静脉曲张也可造成下腹疼痛、恶露多、月经过多等。因此应加强产后休养，加强腹肌、盆底肌肉和下肢肌肉的锻炼。具体方法：产后注意卧床休息，随时变换体位，最好采取侧卧位；避免长时间的下蹲、站立和坐；保持大便通畅；按摩下腹部；进行缩肛运动，将肛门向上收缩；在可能的情况下，卧床采取头低脚高位。

47. 什么是产后静脉栓塞

产后静脉栓塞是产妇在月子里容易发生的一种疾病，特别是产后第一周为栓塞的多发期。一般来讲，静脉栓塞

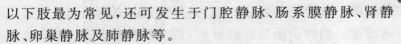

以下肢最为常见,还可发生于门腔静脉、肠系膜静脉、肾静脉、卵巢静脉及肺静脉等。

产后易发生静脉栓塞的两大缘由。

(1)血液处于高凝状态中:怀孕时,血液中的凝血因子会增多,溶解血块的因子会减少,这种现象在产后会持续一段时间,使血液处于容易形成血栓的高凝状态中。

(2)静脉血管中的血流变慢:怀孕后期增大的子宫压迫深部静脉,使血液回流受到阻碍,造成血流缓慢,淤滞在静脉中;加上分娩造成的血管损伤,或产妇因做剖宫产手术、阴道受伤较为严重而较长时间躺在床上休养,未能及早下床活动。这样,易导致血液循环变得缓慢,血液淤积在深部静脉血管中,在静脉血管中凝结并形成血块,造成栓塞。

48. 产后静脉栓塞会引起哪些不良后果

(1)引起下肢血栓性静脉炎:当血液循环变得缓慢时,非常容易在下肢的静脉血管中形成血块。由此,引起静脉曲张或进一步加重孕期原有的静脉曲张,导致血栓性静脉炎。栓塞发生在小腿的静脉时,可在小腿皮肤上见到一条条血红的肿胀血管。不仅使产妇感到发胀,并在小腿弯曲时引起疼痛。当大腿形成血栓性静脉炎时,整个下肢的皮肤都会变得肿胀、发硬、发白,造成疼痛和行走困难。

(2)引起盆腔静脉栓塞:当栓塞发生在盆腔静脉中时,产妇出现腹痛、高热等症状,并伴有下肢压痛、皮肤发红和水肿等不适。

(3)引起肺部栓塞:最可怕的是,如果血块随着血液流动到肺部,就会引起深部静脉栓塞。深静脉发生栓塞是围

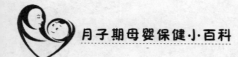

产期的一种严重并发症。因为,深静脉中的栓子小,容易脱落游走。当栓子阻塞肺动脉时,就会发生肺栓塞,导致产妇猝死。

49. 产后静脉栓塞的预防措施有哪些

(1)孕期避免久站久坐或经常盘腿而坐,也不要时常步行走远路。平时要注意经常变换体位,条件允许时可把双腿抬起放在桌子上。

(2)注意孕期穿衣细节,如内衣、内裤要宽松一些,不要过紧地勒腹部,以免影响静脉血液回流。

(3)避免用过冷或过热的水洗澡,与体温相同的水最为适宜。

(4)为了减轻静脉压力,要防止或及时纠正便秘,每次蹲厕不要时间太长,有咳嗽或气喘时应积极治愈。

(5)睡眠时特别是夜间,要用枕头将脚垫得略高一些,促进下肢静脉血液顺畅回流。

(6)定期去做孕期检查,及早发现妊娠高血压综合征。

(7)避免过度劳累,每天保证充足的睡眠,至少在8小时以上。

(8)情绪不要大起大落,感到不适时尽快去看医生。

(9)安排均衡合理饮食,不要让体重过于增长,过胖容易引起妊娠高血压综合征。

(10)睡眠或躺卧取左侧卧位,促使下肢静脉血液回流,避免发生静脉曲张或静脉瘤。

(11)孕前及产后都应积极运动:这是预防深静脉栓塞的最好办法。运动可加速全身的血液循环,预防产后静脉淤血及血栓形成。因此,即使在怀孕后期,也不要因行动不便而停止运动,还应继续坚持散步或做适量家务。

(12)剖宫产术后采取恰当举措:术后应注意补足水分,纠正脱水状态。

(13)输液时尽量采用上肢静脉输液,以防补液中的葡萄糖和某些药物刺激静脉壁,诱发血栓形成。下肢静脉如果被损伤,更容易促使血栓形成,不能仅为了方便就向医生要求在下肢输液。

50. 产后贫血的防治措施有哪些

(1)产前预防:新妈妈要避免贫血,最好从孕期就开始预防,要注意饮食等,保证在孕期不发生贫血。如果新妈妈在怀孕时就检查出贫血,应该及时找医生咨询治疗。准妈妈在孕期如果发生贫血,可以适当服用大枣,有助于准妈妈在孕期能量的摄取和铁的补充。为预防或减轻贫血,在早孕阶段,就应该多吃些流质或半流质食物,如猪肝汤、豆腐、水蒸蛋、蔬菜汤等,少食多餐,多吃营养丰富的食品,千万不能偏食、挑食。如果准妈妈的贫血特别严重的话,还是应该及时去医院就诊,防止并发症的发生。

(2)饮食调理:新妈妈在生完宝宝后失血量多,大多会导致贫血症候群,是否需要治疗要听从医生的意见,有时药补不如食补,因长期服用药物会引起不良反应。许多食物铁质含量很丰富,如黑木耳、紫菜、发菜、荠菜、黑芝麻、莲藕粉等。推荐几样家常的补血食物。

①红糖。内含较多的铁质、胡萝卜素、维生素 B_2 及锌、锰、钙、铜等多种微量元素,有助于产后能量的摄取和铁的

补充,温热的红糖水还可以促进血液循环,新妈妈可每天喝一杯红糖水,补血补铁。如果新妈妈贫血严重且靠饮食调理状况改善较慢的话,可以在医生的指导下吃些补血冲剂。

②黑豆。我国古时向来认为吃豆有益,黑豆可以生血。黑豆的吃法随个人喜好,如果是在产后,建议用黑豆煮乌骨鸡。

③发菜。发菜的颜色很黑,不好看,但发菜内所含的铁质较高,用发菜煮汤做菜,可以补血。

④胡萝卜。胡萝卜含有很高的 B 族维生素、维生素 C,尤其含有一种特别的营养素——胡萝卜素,胡萝卜素对补血极有益,用胡萝卜煮汤,是很好的补血汤饮。

⑤面筋。这是种民间食品。一般的素食馆、卤味摊都有供应,面筋的铁质含量相当丰富。而补血必须先补铁。

⑥菠菜。菠菜内含有丰富的铁质,所以菠菜可以算是补血蔬菜中的重要食物。如果不爱吃胡萝卜,那就多吃点菠菜吧。

⑦金针菜。金针菜含铁数量最大,比大家熟悉的菠菜高了 20 倍,铁质含量丰富,同时金针菜还含有丰富的维生素 A、维生素 B_1、维生素 C、蛋白质、脂肪营养素。

⑧龙眼肉。龙眼肉就是桂圆肉,超市有售。龙眼肉除了含丰富的铁质外,还含有维生素 A、B 族维生素和葡萄糖、蔗糖等。补血的同时还能治疗健忘、心悸、神经衰弱和失眠症。龙眼汤、龙眼胶、龙眼酒之类也是很好的补血食物。

贫血新妈妈最好不要喝茶,多喝茶只会使贫血症状加重。因为食物中的铁,是以 3 价胶状氢氧化铁形式进入消化道的。经胃液的作用,高价铁转变为低价铁,才能被吸收。

可是茶中含有鞣酸,饮后易形成不溶性鞣酸铁,从而阻碍了铁的吸收。其次,牛奶及一些中和胃酸的药物会阻碍铁质的吸收,所以尽量不要和含铁的食物一起食用。

51. 怎样防治乳头皲裂

乳头皲裂是一种哺乳期常见的乳房疾病,俗称"烂乳头"。中医称"乳头风"。常由于乳头内陷或过小,使婴儿吸吮困难,吸入时用力过大发生乳头损伤,或哺喂不正确,未把乳头及大部分乳晕送入婴儿口中,造成母乳排出不畅而引起。乳头皲裂症状轻的时候,可以在使用乳头保护器(橡皮乳头可以罩在妈妈的乳头上面,在药店可以买到)的同时继续哺乳,也可以让妇产科医生开一些软膏外用。只要乳头没有化脓就可以继续哺乳。如果痛得厉害,可以用挤奶器把乳汁挤出来放到奶瓶里再给宝宝喝。每次喂奶时妈妈应把乳腺内残留的乳汁挤净,用手碰乳头或者哺乳前先洗净手,再用消毒棉消毒乳头,可以预防乳腺炎的发生,而且要经常换乳垫。

乳头裂开的处理方法如下。

(1)乳头发生皲裂时,每次哺乳前先做湿热敷,并按摩乳房刺激排乳反射,然后挤出少许乳汁使乳晕变软,易于乳头与宝宝的口腔含接。

(2)哺乳时先吸吮健侧乳房,如果两侧乳房都有皲裂先吸吮较轻一侧,一定注意让宝宝含住乳头及大部分乳晕,并经常变换哺乳姿势,以减轻用力吸吮时对乳头的刺激。

(3)哺乳后用食指轻按宝宝的下颌,待宝宝张口时趁势把乳头抽出,切不要生硬地将乳头从宝宝嘴里抽出。

（4）每次哺乳后挤出一点乳汁涂抹在乳头及乳晕上，让乳头保持干燥，同时让乳汁中的蛋白质促进乳头破损的修复。

（5）裂口疼痛厉害时暂不让宝宝吸吮，用吸乳器及时吸出乳汁，或用手挤出乳汁喂宝宝，以减轻炎症反应，促进裂口愈合。但不可轻易放弃母乳喂养，否则容易使乳汁减少或发生奶疖、乳腺炎。

（6）如果裂口经久不愈或反复发作，应该及早去看医生，也可以进行一下中医治疗。轻者可涂小儿鱼肝油滴剂，但在哺乳时要先将药物洗净，严重者应请医生进行处理。

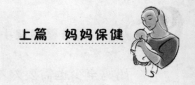

五、产后健身美容

1. 产后体形为什么会发生变化

绝大多数妇女的体形在产后都会发生变化,如乳房松弛下坠,腹部隆起下垂,腰部粗圆,臀部宽大。

产后体形发生变化是因为产妇在妊娠期,随着宝宝长大,腹壁皮肤、肌肉长期受到膨胀子宫的影响,腹皮被拉松、拉长,腹肌纤维增生,拉松,以致断裂。分娩后子宫复旧,但腹部皮肤、腹肌仍旧松弛而下垂。而且这些变化一时又很难恢复到怀孕前的状态。

为了尽快恢复体形,必须加强腹肌锻炼。产后 24 小以后,每日清晨起床前和晚上临睡前,各做一次健美运动,每次 15 分钟,随着产褥期延长,逐渐增加活动范围、次数和运动时间,并根据各人的具体情况,选择不同的运动项目。可选择的运动形式有仰卧起坐、抬腿运动、产褥期体操。还可以在产后使用腹带,帮助腹肌紧缩,并经常按摩腹部。

2. 产后多久可以恢复孕前身材

产后完全恢复孕前的身材大约需要 9 个月。

通过十个月的怀胎及分娩的奋力一搏,在心情放松,一切如释重负后,新妈妈只要适度锻炼和减肥,就可以消除身上的赘肉,恢复孕前的身材。

(1)身体恢复不可急迫:在整个孕期,妈妈身上多余的重量几乎都是宝宝成长而积攒 9 个月的结果,所以在产后,

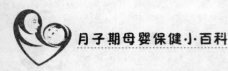

妈妈至少也需要差不多同样长的时间来减掉多余的重量。

许多新妈妈都迫切希望通过工作去减掉产后多余的重量,越快越好,但这一切必须在身体恢复良好的前提下进行,从分娩到可自由运动,再从哺乳到完全断乳,身体恢复需要大半年时间来逐步实施。

(2)制订合理的减肥计划:恢复到原来的身材取决于两件事:减肥和锻炼,但锻炼要适当适度,如果锻炼强度过大、速度过快,可能会影响到妈妈长期的身体健康,如果是母乳喂养,还会破坏乳汁中的营养,所以,制订合理的锻炼计划是非常重要的。

正常减肥的指标是每周减重不超过 0.5 千克,新妈妈可以每周称一次体重,消除在减肥过程中可能产生的压力。

(3)提示:身体某些小变化可能是永久性且因人而异的,如乳房形状有变化,或者有所增大等,这些变化在每个人身上的表现都不同,几乎不会影响到正常的生活,新妈妈可不必过于担心。

3. 产后多久才可以减肥

一般来说,新妈妈至少要等到产后 6 周回医院复查后,根据医生检查的结果来决定,是否可以开始减少热能摄入和运动的方法来减肥。如果是母乳喂养,至少要等到产后 2 个月再开始控制饮食,因为太早地控制饮食可能会减少新妈妈的乳汁分泌。

如果是剖宫产,或者有背痛等身体不适,最好在咨询医生后再考虑产后多久开始减肥。

4. 产后瘦身容易走进哪些误区

女性在生了宝宝之后,除了忙于照顾宝宝之外,最关心的事情就是身材恢复了。不少新妈妈为了恢复窈窕身材,往往会走进减肥的误区。

(1)生育后马上做减肥运动:生育后不久就做一些减肥运动可能会导致子宫康复放慢并引起出血,而剧烈一点的运动则会使手术断面或外阴切口的康复放缓,一些关节特别容易受伤,剖宫产的妈妈情况会更加危险。顺产的妈妈产后4～6周可以开始做产后瘦身操,剖宫产的妈妈需要6～8周。

(2)贫血时也减肥:如果生育时失血过多,会造成贫血,使产后恢复缓慢,在没有解决贫血的基础上瘦身,势必会加重贫血。此时应补充含铁丰富的食品,如菠菜、红糖、鱼、肉类、动物肝脏等。

(3)便秘未纠正开始瘦身:产后水分的大量排出和肠胃失调极易引发便秘,而便秘不宜瘦身,应有意识地多喝水和多吃富含纤维的蔬菜,便秘较严重时可以多喝酸奶和牛奶。

(4)哺乳期瘦身:哺乳期节食可能会影响乳汁的品质,而要想瘦身,就要好好喂奶,因为哺乳不会让体重增加很多。如果是母乳喂养,6个月后可以进行瘦身运动,如果未进行母乳喂养,可在产后3个月根据自身的健康状态着手瘦身。

5. 产后瘦身需坚持什么原则

产后如何健康减肥是困扰很多新妈妈的问题。特别是哺乳期要考虑孩子和自身的身体恢复情况,要想达到健康

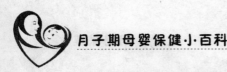

减肥的效果,那么以下的 6 个原则必须遵守。

（1）坚持哺乳:哺乳过程中可能会产生一些疼痛感,但是身体容许的情况下,产后妈妈还是要坚持进行母乳喂养。这不仅对宝宝的生长发育有极大的作用,而且可以将身体的热能大量地排出去。

（2）养成合理的饮食习惯:妈妈给宝宝进行母乳喂养需要消耗大量的能量,所以要适当地控制每天摄入的能量,每天摄入不得少于 1 500 大卡,否则会影响泌乳量。同时也不要超过 1 800 大卡,因为多余的热能会被转化为脂肪储存起来。养成早餐吃好,午餐吃饱,晚餐适量的饮食习惯。这样可以提供身体一整天所需要的能量,但也不会摄入多余的热能。

（3）进食速度尽量慢:吃饭的时候可以增加咀嚼次数,这有利于分泌更多的唾液和胃液对食物进行消化,同时进食后,血糖会升高到一定水平时,大脑也有时间发出停止进食的信号,也有利于产后妈妈减少进食。所以,进食速度尽量慢,可以避免妈妈们吃得过饱。

（4）保证食物的多样性:处于哺乳期的妈妈需要的营养更加多,所以尽量进食各种丰富的食材,如水果、蔬菜、豆类、肉类、乳制品类、粗粮、各种汤汁等,这不仅有助于妈妈产后的身体恢复,而且保证有充足的乳汁喂养宝宝。

（5）控制哺乳期减肥的速度不要太快:假如每周都瘦掉500 克以上,这会影响母乳供应,导致被迫停止哺乳,对宝宝的生长发育很不好,并且造成哺乳期快速减肥计划不得不暂停了。控制减肥速度不要太快,这样既能照顾好宝宝,又能瘦身。

（6）进行适量的运动：适量的运动对产后妈妈恢复身体很重要，特别是想恢复到以前完美的腰身，这需要妈妈更积极地进行快走运动。但假如你是一个人在照顾宝宝，这样的运动量已经不少了，可以适当的休息。产后妈妈运动不可过于激烈和繁重，因为身体还处于虚弱状态，需要一定的静养来进行恢复。

温馨提示：哺乳期的减肥需要从饮食和运动两方面同时进行，其中营养饮食是最重要的；其次，适当的运动可以帮助妈妈紧实肌肉，但切不可操劳过度，产后妈妈需要的是多一点时间的静养。

6. 如何预防产后发胖

产后发胖是大多数女士的"伤心事"。一旦造成产后肥胖，再想恢复以前的苗条可得费一番工夫了。如果在肥胖未到来时预防它，是可以取得事半功倍的效果的。为了恢复"苗条女儿身"，坐月子时期尽量做到以下 5 点。

（1）保持好心情：不良情绪会使产妇体内分泌系统功能失调，影响其新陈代谢，造成肥胖等问题。产后要保持乐观的情绪，避免烦躁、生气、忧愁、愤怒等不良情绪的刺激。

（2）适度饮食：妇女孕期和产后需要的营养比平常多，但要注意饮食有节，一日多餐，按时进行，形成习惯。食物构成应以高蛋白、高维生素、低糖、低脂肪为好。合理饮食，荤素搭配、细粮与粗粮搭配并适当多吃水果。

（3）勤于活动：顺产后应尽早下地做些轻微的活动，如洗手、洗脸、倒水等。满月后，随着身体的恢复，应坚持每天做体操或健美操等，以减少皮下脂肪堆积。

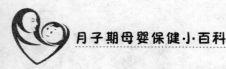

（4）科学睡眠：产后夜晚睡8小时，午睡1小时，一天的睡眠时间即可保证。睡眠时间过多，人体新陈代谢降低，糖类等营养物质就会以脂肪形式在体内堆积造成肥胖。

（5）母乳喂养：坚持母乳喂养，不但有利于婴儿生长发育，也可预防产后肥胖。母乳喂养可促进乳汁分泌，加强母体新陈代谢，将体内多余的营养成分输送出来。

7．产后最好的减肥方法是什么

产后掌握一些饮食减肥诀窍，对新妈妈的减肥是很有帮助的，不妨一试。

（1）制定减肥目标（理想或标准的体重）：把它写在纸上，贴在你每天能看到的地方。

（2）写减肥日记：制作卡片或图表，标出你计划体重下降的数字和完成情况。

（3）多喝水：每天要喝七八杯白开水，水对于身体的功能是最基本的，且无热能，可以成为节食的最适合的饮料。

（4）要有恒心与毅力：在适度节食过程中，不要试一试，而是要坚持。在美味佳肴面前要控制食欲，适可而止。

（5）控制热能与脂肪：要掌握好食物的热能，在膳食中应减少些肥肉，增加点鱼和家禽。

（6）饮食要清淡：要少吃食盐，咸的东西吃得越多，就越想吃。少吃那些经加工带有酱汁的食物，这些东西含有丰富的糖、食盐和面粉，它会增加你的热能。

（7）常吃蔬果：要适量吃些含纤维多的水果、蔬菜和全麦面包。

（8）平衡膳食：每天按计划均衡安排自己的饮食，同时要注意定时、不可滥吃。要减慢吃饭的时间,吃顿饭的时间不少于 20 分钟。

(9)热能负平衡:请记住减肥的原则:热能的摄取量必须少于你的消耗量。

(10)建立良好的生活方式:请记住你是在学习一种"生活的方式",纠正以往的不良饮食和生活习惯。减肥,要有耐心和恒心,坚持就是成功。

(11)科学运动:合理饮食和规律运动二者结合,是让你更快、更安全恢复健康体重的最佳途径。记住,快步走是非常好的运动方式。新妈妈可以每周运动 3~5 次,每次至少 30 分钟,包括锻炼受怀孕影响最严重的肌肉弹性。如果在孕期不爱运动,开始时先锻炼 15 分钟,然后逐渐增加到 30 分钟。如果是随着怀孕进程而逐渐减少了日常的运动量,那么可以从孕期最小的运动水平开始,等感觉准备好了以后逐渐增加强度和时间。如果感到任何疼痛和不适,请向医生进行咨询。

8. 为何说瘦身饮食和营养美丽两不误

坐月子要进补,这就是导致许多新妈妈产后身材走样的主要原因,新妈妈喝许多油腻的汤,热能肯定超标。因此,饮食上既要考虑到质的一面,又要考虑到量的一面。

产后哺乳妈妈每天应摄取热能不低于 2 000 千卡,如果产后不哺乳,热能摄取应控制在 1 800 千卡以内。并应减少食用油和糖的摄取,增加蔬菜的摄取量,建议多吃那些易产生饱腹感热能含量低的食物,如海藻类、蘑菇类。食物以肉类、鲜鱼、大豆、豆腐、牛奶等优质蛋白食品为主。

(1)以鱼代肉:鲜鱼,尤其是白色肉质的鲜鱼,脂肪含量比其他肉类都低,且几乎不含胆固醇。

(2)以水果代替零食:如果有想吃零食的念头,就选一些水果来吃,如说黄瓜、西红柿等。

(3)以 1/2＋1＋1/2 代替 1/2＋1/2＋1:早、中、晚饭量最好为早饭 1/2 碗,午饭 1 碗,晚饭 1/2 碗,虽说同样一天吃了两碗饭,但晚上吃 1 碗与中午吃 1 碗对体重的影响却截然不同。

(4)多吃菜少吃饭:对那些不到肚胀不放碗的妈妈很难瘦身成功,这时应减少饭量,增加菜量。

9. 月子里可进行哪些锻炼

(1)胸部运动

目的:使乳房恢复弹性,预防松弛下垂。

时间:产后第六天可开始。

方法:平躺,手平放两侧,将双手向前直举,双臂向左右伸直平放,然后上举至双掌相遇,再将双臂向下伸直平放,最后回前胸复原,重复 5～10 次。

(2)腿部运动

目的:促进子宫及腹肌收缩,并使腿部恢复较好曲线。

方法:平躺,举右腿使腿与身体呈直角,然后慢慢将腿放下,交替同样动作,重复 5～10 次。

(3)阴道肌肉收缩运动

目的:使阴道肌肉收缩,预防子宫、膀胱、阴道下垂。

时间:产后第 14 天开始。

方法:平躺,双膝弯曲使小腿呈垂直,两脚打开与肩同宽,利用肩部及足部力量将臀部抬高成一个斜度,并将两膝并拢,数 1、2、3 后再将腿打开,然后放下臀部,重复做 10 次。

（4）腹部肌肉收缩运动（仰卧起坐运动）

目的:增强腹肌力量,减少腹部赘肉。

时间:产后第 14 天开始。

方法:平躺,两手掌交叉托住脑后,用腰及腹部力量坐起,用手掌碰脚面两下后再慢慢躺下,重复做 5～10 次,待体力增强可增至 20 次。

（5）按摩

目的:可以帮助放松并恢复正常的血液循环,借以使肌肉和骨骼恢复到最佳状态。

时间:产后 3 个月内每天都能进行。

方法:全身按摩。

（6）腹式呼吸运动

目的:收缩腹肌。

时间:自产后第一天开始。

方法:平躺,闭口,用鼻吸气使腹部凸起,再慢慢吐气并松弛腹部肌肉,重复 5～10 次。

（7）头颈部运动

目的:收缩腹肌,使颈部和背部肌肉得到舒展。

时间:自产后第三天开始。

方法:平躺,头举起,试着用下巴靠近胸部,保持身体其他各部位不动,再慢慢回原位,重复 10 次。

（8）会阴收缩运动

目的:收缩会阴部肌肉,促进血液循环及伤口愈合,减轻疼痛、肿胀,改善尿失禁状况,并帮助缩小痔疮。

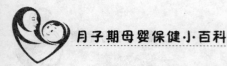

时间:自产后第八天开始。

方法:平卧或侧卧,吸气紧缩阴道及肛门周围肌肉,屏住气,持续 1～3 秒再慢慢放松吐气,重复 5 次。

10. 新妈妈随时可进行的锻炼方式有哪些

产后锻炼不一定要拿出完整的一段时间,生活当中随时都可以进行锻炼。

(1)在等待红绿灯时,不要光是站着,这时可以做紧缩臀部的动作。

(2)打电话时,用脚尖站立,使腿部和臀部的肌肉紧绷。

(3)孩子睡着时,为避免发出声响,也可以踮着脚尖走路。

(4)拿着较重的物品时,可以伸屈手臂,锻炼臂部的肌肉。

(5)因为产后忙于换尿片及抱孩子,总是弯腰,所以有机会要深呼吸,伸直背,挺直腰杆。

(6)平时乘坐电梯时,尽量贴墙而立,将头、背、臀、脚跟贴紧墙壁伸直,这样做可以使身材保持挺拔。

11. 剖宫产的新妈妈宜做哪些锻炼

假如接受了剖腹生产,需要做一些辅助运动。呼吸与咳嗽的运动,有助于清除肺部的分泌物,而腿部的运动则有助于促进血液循环。

(1)呼吸与咳嗽:要深呼吸,而其重点是在于呼气。在吐气的时候,用双手或枕头支撑伤口。维持膝盖的弯曲,同时试着在吐气的时候,做一轻咳的动作,而不是做一个正常的咳嗽,否则会引起疼痛。

（2）腿部运动：坐在床上，脚趾头向前伸展。将脚趾头往上扳，然后再把脚趾头往下推。这连续动作做大约20次，迅速移动，使血液循环加快。双脚可以同时往相同的方向移动，一只脚往上，一只脚往下运动。接着，张开双脚，同时做脚的环绕运动，首先要顺时针环绕，然后再逆时钟环绕。

压紧膝盖，贴着床面，然后再放松。这有助于大腿部的运动，并促进血液循环。一次弯曲一只脚，将脚跟滑上床，然后在换膝盖弯曲的时候，伸直另一只脚。

产后妈妈们一定要及时锻炼，这样有助于妈妈们身材的恢复，妈妈们在锻炼时一定要注意姿势要正确。

12. 产后面部应该如何护理

女性怀孕和产后由于机体状态和生活规律的改变，面部会出现一些黄褐斑或色素沉着。在日常生活中，产妇应注意以下几个方面，做到养护结合，逐步消除黄褐斑。

（1）以平和心态对待：不急不躁不忧郁，保持平和的心态和愉快的情绪。产妇要保持向上的心态，把烦恼的和不愉快的事情忘掉。只有保持愉快的心情，皮肤才会好。

（2）保证充足的睡眠：睡眠是女人最好的美容剂，产妇要保证每天8小时以上的睡眠，要学会利用空闲时间休息。只有保持良好的睡眠，才会有好的气色。

（3）多喝开水：多喝开水可补充面部皮肤的水分，加快体内毒素的排泄。

（4）养成定时大便的习惯：如果一天不大便，肠道内的毒素就会被身体吸收，肤色就会变得灰暗，皮肤也会显得粗糙，容易形成黄褐斑、暗疮等。

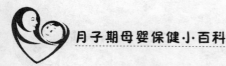

(5)选择适当的护肤品:产妇应选用天然成分及中药类的祛斑化妆品,可以用粉底霜或粉饼对色斑进行遮盖,选用的粉底应比肤色略深,这样才能缩小色斑与皮肤的色差,起到遮盖作用。避免日晒,根据季节的不同选择防晒系数不同的防晒品。和宝宝一起进行日光浴时,产妇要用防紫外线的太阳伞遮挡面部,面部紫外线照射可引起色素沉着。

(6)注意日常饮食:多食含维生素 C、维生素 E 及蛋白质丰富的食物,如番茄、柠檬、鲜枣、芝麻、核桃、薏苡仁、花生仁、瘦肉、蛋类等。维生素 C 可抑制代谢废物转化成有色物质,从而减少黑色素的产生,美白皮肤;维生素 E 能促进血液循环,加快面部皮肤新陈代谢,防止老化;蛋白质可维持皮肤生理功能,保持皮肤的弹性。少食油腻、辛辣、刺激性食品,忌烟酒,不喝过浓的咖啡。

(7)自制简便易用的面膜:将冬瓜捣烂,加蛋黄 1 只,蜂蜜半勺,搅匀敷脸,20 分钟后洗掉;或将黄瓜磨成泥状,加入 1 小勺奶粉和面粉,调匀敷面,15～20 分钟后洗掉;还可以将香蕉捣成泥状,直接敷于面部,20 分钟后洗掉。

(8)就地取材美容:平时可以因地制宜,利用手头上能够利用的东西进行美容。如在给宝宝蒸鸡蛋糕时,可将贴在鸡蛋皮上的鸡蛋清刮下敷于面部,也可用黄瓜汁、冬瓜汁、柠檬汁等涂擦面部,只要持之以恒,均会奏效。

13. 怎样洗脸才能收到最佳美容效果

步骤一:先用香皂把手洗干净。不洗手就进行洁面是绝对不对的。不干净的手会影响洁面品的起泡程度,而且也会使清洁力度下降,所以干净的手是基本条件。

步骤二：用温水湿润脸部。洗脸用的水温非常重要。有的人图省事，直接用冷水洗脸；有的人认为自己是油性皮肤，要用很热的水才能把脸上的油垢洗净。其实这些都是错误的观点，正确的方法是用温水。这样既能保证毛孔充分张开，又不会使皮肤的天然保湿油分过分丢失。

步骤三：使洁面乳充分起沫。无论用什么样的洁面产品（以洁面乳为例），量都不宜过多，面积有五分硬币大小即可。在向脸上涂抹之前，一定要先把洁面乳在手心充分打起泡沫，忘记这一步的人最多，而这一步也是最重要的一步。因为，如果洁面乳不充分起沫，不但达不到清洁效果，还会残留在毛孔内引起青春痘。泡沫当然是越多越好，可以借助一些容易让洁面乳起沫的工具如海绵。

步骤四：轻轻打圈按摩。把泡沫涂在脸上以后要轻轻打圈按摩，不要太用力，以免产生皱纹。

①T字部位。皮脂分泌最密集的地方，是脸部最油腻的地方，要多清洗几下。

②眼部四周。缺乏油性的皮脂，非常脆弱，容易干燥，一天清洗一次就足够了。

③鼻翼两侧。容易堆积油脂，要认真清洗。

④人中四周。藏污纳垢的地方，要反复揉搓。

⑤下巴。油脂很多，不好好清洗的话，痘痘不知哪天就会突如其来。

步骤五：清洗洁面乳。用洁面乳按摩完后，就可以清洗了。有一些女性怕洗不干净，用毛巾用力地擦洗，这样做会因摩擦损伤肌肤，因此不建议使用。应该用湿润的毛巾轻轻在脸上按，反复几次后就能清除掉洁面乳，又不伤害皮肤。

步骤六：检查是否有没冲洗干净的地方。清洗完毕，你可能认为洗脸的过程已经全部完成了，其实并非如此。还要照照镜子检查一下发际周围和脸部边缘是否有残留的洁面乳，这个步骤也经常被人们忽略。有些女性发际周围总是容易长痘痘，其实就是因为忽略了这一步。

步骤七：冷水撩洗 20 次左右。用双手捧起冷水撩洗面部 20 下左右，同时用蘸了凉水的毛巾轻敷脸部。这样做可以使毛孔收紧，同时促进面部血液循环。

步骤八：用干净的毛巾轻轻地吸干脸部水分。如果用特意准备的干净毛巾硬擦的话，反而会起到反作用。应轻轻地将毛巾按在脸上将水分吸干。

14. 妊娠纹是怎样产生的

（1）妊娠期间分泌大量的糖皮质激素，增加了皮肤的脆性：人体在怀孕期间，肾上腺分泌的大量糖皮质激素，可增加了皮肤弹性纤维和胶原纤维的脆性，当皮肤弹性纤维和胶原纤维的伸缩度达到一定限度时，就会引起弹性纤维和胶原纤维的断裂，形成妊娠纹。

（2）腹部隆起超出了皮肤的弹性极限：当女性怀孕超过 3 个月时，增大的子宫突出于盆腔，向腹腔发展，腹部开始膨隆，受增大的子宫影响，皮肤弹性纤维与腹部肌肉开始伸长。尤其是怀孕 6 个月后更加明显。当超过一定限度时，皮肤弹性纤维发生断裂，腹直肌腱也发生了不同程度的分离。于是，在腹部的皮肤上出现了粉红色或紫红色的不规则纵形裂纹。

（3）妊娠纹的产生有明显的家族史：如母亲当初有妊娠

纹表现,其女儿出现妊娠纹的概率就高。长期参加体育锻炼的女性,由于腰与腹部肌肉力量较强、皮肤弹性较好,所以出现妊娠纹的概率降低。

15. 怎样去除妊娠纹

(1)补充骨胶原,增强皮肤的弹性:使断裂的弹性纤维恢复速度加快。注重保湿和营养干燥的皮肤,可选用含骨胶原或是保湿功能强的护肤品。在怀孕之前可以适度地做一些适当的运动,孕期还是注重身体保养为主,运动量不能大。平时多吃水果和蔬菜,多补充维生素是有好处的。

(2)孕前开始预防措施:"妊娠纹"在孕前预防,会起到事半功倍的功效。预防重点在于增强皮肤的适应能力。

①坚持锻炼身体,从打算要宝宝的那一天起,就应坚持做仰卧起坐、俯卧撑等运动。

②孕前坚持用冷水擦浴来增强皮肤的弹性,使皮肤在承受压力时不易断裂。

③注意均衡的饮食营养,尽量多吃一些富含维生素的水果和蔬菜。

(3)涂护肤油:涂抹含有维生素 E 的油脂或者橄榄油等,令皮肤滋润保湿。如果能在产后的 3 个月里,持续对产生妊娠纹的皮肤施以按摩,则效果会更好。

16. 新妈妈如何让乳房哺而不垂

有些妈妈在孩子断奶后,乳房并不走样,这并非先天的"造化",而是从孕期开始就做个有心人。那么,如何才能做到哺而不"垂"呢?

(1)孕期多食富含蛋白质的食物,特别是水产品,以及

水果、蔬菜等。

（2）孕期和哺乳期应戴宽松胸罩，切忌过紧，以免压迫胸部。

（3）平躺时解开胸罩，每日多用温热水清洗、按摩乳房，以促进血液循环。

（4）提倡母乳喂养，切忌"回奶"。因为快速"回奶"，极易引起乳房松弛和下垂。

（5）断奶应循序渐进，有一个逐渐的母乳和人工喂养结合的替代过渡阶段。

（6）每日有节律地定期哺乳，哺乳时间不宜太长。这样，既有利于婴儿吮吸有营养的乳汁，也有利于乳房保持良好的形状。

（7）切忌让婴儿含着乳头止哭、入睡，过长时间的空吮或吸较低浓度乳汁，易造成乳房松弛。

此外，如果在孩子断奶后出现乳房萎缩、下垂，通过健胸体操等手段，乳房仍可能回复。如果超过半年乳房仍旧下垂，可以考虑做隆乳术。

17. 骨盆松弛会有哪些危害

由于骨盆支撑着上半身，所以骨盆一松弛，要通过臀大肌和臀中肌这类臀部上的肌肉及腰部的肌肉来支撑，可导致体形走样，并容易发生腰痛及肩酸等现象。甚至不能给脚上施出均等的力，严重的情况下，会造成步行障碍。另外，容易发生内脏，子宫下垂，严重的情况还会发生子宫脱垂。而且由于生产的原因，不光是骨盆，肌肉也会变得松弛，容易发生尿失禁。

严重的骨盆松弛还容易引起产后大出血。因为骨盆一旦松弛,就会发生错位,骶骨的边缘会陷入骨盆的内侧,划破子宫颈口,如子宫动脉一旦被划伤,就会引起大出血。

18. 产后要做哪些骨盆恢复训练

不管顺产还是剖宫产,生完宝宝骨盆就会变大,要想保持好体形,新妈妈必须及时进行修复。练一练骨盆体操有助于锻炼阴道、肛门括约肌力量,阴道松弛者不妨练习一下。

(1)卧式锻炼:靠床沿仰卧,臀部放在床沿,双腿挺直悬空不要着地,双手把住床沿,以防滑下。双腿合拢,慢慢向上举起,向上身靠拢,双膝伸直。当双腿举至身躯的上方时,双手扶住双腿,使之靠向腹部,双膝保持伸直。然后,慢慢地放下,双腿恢复原来姿势。如此反复 6 次,每天一回。

(2)立式锻炼:站立时双腿微微分开,收缩两侧臀部肌肉,大腿靠拢,膝部外转,然后收缩肛门括约肌,可使阴道向上提,经过耐心训练,即可学会阴道和肛门括约肌分别舒缩,改善阴道松弛状态,提高阴道的舒缩功能,借以掌握夫妻同房时的舒缩能力,使性生活和谐、美满。

19. 产后如何护理好颈部

新妈妈平时需保持良好的坐、立姿势及良好的睡姿,高的枕头会让颈部弯曲,容易产生皱纹,因此新妈妈月子期间应使用较平的枕头。

一旦发现颈部肌肤有异样,需立即采取特殊护理,以改善疲惫的表皮,恢复肌肤的健康。

另外,每日用茶包敷于颈部,然后用手轻拍,可修护肌肤,使肌肤恢复健康光彩。每周应用柔和的洗面奶清洁肌肤,做一次全面的颈部护理。也可以做以下锻炼颈部的运动。

(1)前后活动颈部:将颈部充分的向前后弯曲,向前要达到胸部,向后时也要让颈部深深地弯曲,尽量让头部和地面平行。

(2)侧向活动颈部:向左右交替转动脖颈,使它的侧面肌肉得到充分锻炼。

(3)全方位转动脖颈:用头部画大圈带动脖颈,先向右转,再向左转。

20. 产后新妈妈美容有哪些禁忌

女人爱美,人之常情。分娩后新妈妈迫不及待地给自己减肥、化妆,殊不知产后化妆对自己和小孩都有很大伤害,一起看看产后美容的那些禁忌。

(1)少喷香水:产妇皮肤变化,用香水可能会过敏,而且,宝宝的嗅觉也很敏感,过于刺激的味道也可能会让他不适,所以,新妈妈还是少喷香水为好。

(2)禁涂脂粉:婴儿的感觉以嗅觉最为灵敏,在各种气味中,对婴儿影响最大的还是母亲的气味。实践证明,绝大多数新生儿能将头部转向母亲气味的方向,对母亲的乳味尤表现出好感和亲昵,而嗅到不是自己母亲的乳味则会哭闹,并用手乱抓,甚至拒食。这证明,任何掩盖或干扰母亲气味的物质都会影响婴儿的情绪。假如母亲涂脂抹粉,其浓厚的气味便使婴儿产生戒备心理,表现出不同程度的不安,哭闹,甚至拒哺、不愿入睡。因此,哺乳母亲最好不要涂脂抹粉。

（3）少用口红：口红是由各种油脂、蜡质、颜料和香料等成分组成。其中油脂通常采用羊毛脂，羊毛脂除了会吸附空气中各种对人体有害的重金属微量元素，还可能吸附大肠埃希菌进入婴儿体内，而且还有一定的渗透性。

（4）禁染发：烫发和染发都要用到化学药水，这些化学药水含有大量化学元素和重金属，染发时头部皮肤或多或少的吸收到这些重金属，本身都会加重肝和肾的负担，这些重金属和有害的化学物质肯定有一部分分布到乳汁中，孩子吃了这样的乳汁就会吸收这些有害的化学物质和重金属，对生长发育是非常不好的，少量的酒精都会影响到孩子大脑的发育，何况这些有毒的物质呢？况且孩子只有几个月大，还在生长发育的关键时期，千万不要因为一时的美丽，而影响到孩子的成长，如果实在想烫发染发，等孩子断奶以后才可以。

21. 产后出现黄褐斑怎么办

（1）出现黄褐斑的原因：黄褐斑的成因比较复杂，既有生理反应引起的，也有非生理性原因产生的。口服避孕药的妇女和妊娠妇女的黄褐斑均属生理反应性范畴。据日、美等科研人员研究发现，口服避孕药的妇女中有 18%～20% 的人脸上长有黄褐斑，而妊娠妇女则常于怀孕第 2～5 个月开始出现黄褐斑。这是因为服避孕药或妊娠后体内孕激素水平上升之缘故，因为雌激素刺激黑素细胞分泌黑素体，而孕激素则促使了黑素体的转移和扩散。按照上述这一生理情况，一旦停服避孕药或分娩以后，体内雌激素与孕激素的含量会慢慢减少至正常，黄褐斑就会逐渐减轻直至

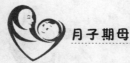

消失,故产妇不要因此而产生恐惧和慌张。

至于非生理性黄褐斑,常见于某些慢性疾病(如月经失调、痛经、子宫附件炎、不孕症;肝脏病、结核病、慢性酒精中毒、甲亢和内脏肿瘤等)的患者,这可能与卵巢、垂体、甲状腺等内分泌因素有关。长期服用一些药物,如氯丙嗪(冬眠灵)、苯妥英钠等,也可诱发黄褐斑的生成。

(2)产后黄褐斑的对策:了解黄褐斑生成病因并认真对待会很快痊愈。当然,也要耐心地在医生的指导下进行治疗。

①要放下思想包袱,勿让色斑影响自己的心情(心理状态不佳会影响本病的康复)。

②应尽量避免日光直接照射面部皮肤,同时内服维生素C片或多吃富含维生素C的食物(如西红柿、柑、橘、橙、西瓜等)。如果一些产妇经上述治疗仍未见效果,则应到医院检查。

22. 产后脱发怎么办

每天梳头发或者按摩头发可以让头发得到改善。

新妈妈头发比较油,也容易掉发,只要合理清洗,不要用太刺激的洗发水即可,洗发频率最好是2~3天一次。

孕期及产后讲究心理调适,注意合理营养及个人卫生,可以有效地减轻脱发。故产妇应保持心情愉快,饮食起居要有规律,少吃过于油腻及刺激性食物,并注意产后头发的卫生保养,每周用中性洗发液洗头一次,自然晾干,半年内不要烫发。如果产后脱发严重,或6个月左右脱发现象仍未停止,则需要请医生检查治疗。

23. 冬季产后皮肤干燥如何预防与护理

新妈妈冬季产后注意四大方面:皮肤瘙痒、静电干扰、口角炎、鼻子痒痛的困扰。

(1)皮肤干燥、瘙痒:皮肤干痒干燥、瘙痒这些困扰,都是产妇必然会遇到的。特别是在冬季,由于皮肤的皮脂腺分泌减少,皮肤自然就变得更加干燥。

温馨提示:冬季用护肤品除了应该具有滋润保湿的功能外,还应该含有适当的油分,以减少皮肤水分的蒸发。滋润霜、营养霜、护手霜、唇膏、防裂膏等可保护皮肤,使之柔软和滋润。要减少洗脸的次数,以防皮肤干燥。可以通过面膜、按摩、磨砂来去除面部皮肤的角化细胞,防止皮肤粗糙。手足部皮肤干燥者,可于入睡前用温水浸泡手足,然后涂以甘油及护手霜,以防止皮肤皲裂。

新妈妈除了正确使用护肤品之外,学会其他一些保健方法,对保持自己面部皮肤的细嫩也是很有用处的。如每天坚持科学的洗脸方法,洗脸时要认真,以彻底清除脸上的化妆品、灰尘和分泌物,保持皮肤的湿润度。还可用湿热毛巾敷面,它可使血管扩张、毛孔张开,促进血液涌向表皮,使肌肉变得放松,皮肤表皮上的灰尘和皮屑容易脱落。面部按摩可促进血液循环和新陈代谢,防止皮肤衰老。

(2)静电干扰:静电对人体健康的危害是严重的。衣服上由静电吸附的大量尘埃中含有多种病毒、细菌及有害物质,对呼吸道的影响很大,轻者会感到鼻咽部不适,重的甚至引发气管炎、哮喘发作。

静电影响人的机体生理平衡,干扰人的情绪,使人心情烦躁、头晕、头痛、失眠、胸闷,工作效率下降,生活质量降低,对神经衰弱和精神病患者危害更大;皮肤静电干扰可改变人体体表的正常电位差,影响心肌正常的电生理过程及心电在无干扰下的正常传导。

冬天的空气湿度较小,比较干燥,人体容易产生静电,持久的静电可引起人体血液的 pH 值升高,尿中钙排泄量增加,血钙减少,对产妇的健康危害最大,让产妇们容易感到疲劳、烦躁和头痛等不适。

温馨提示:预防静电干扰,可在室内多种养适宜的花花草草,让环境保持适当的湿度;选择合适的加湿器是较好的办法。毛质或化纤质地的衣服容易产生静电,产妇最好多准备些纯棉质衣物。居室内的墙壁和地板多数属于绝缘体,再穿上绝缘的胶底鞋,体内积存的静电就十分不易"输出"了,只要室温允许,产妇们不妨赤脚在室内行走。

(3)唇干发炎:唇干发炎天气干燥,嘴唇很容易发干,有些产妇就喜欢用舌头舔干燥的嘴唇,舔嘴唇并不能使嘴唇湿润。因为当用舌头舔嘴唇时,所带来的水分会蒸发;蒸发时,又带走了唇部本来就较少的水分,使得嘴唇更感干燥。如此恶性循环,最后还可能在唇部造成类似湿疹的后果。不过,这种湿疹不是湿的,而是干的,会使嘴角皮肤粗糙起来,出现与周围皮肤不一样的颜色。

温馨提示:一些产妇不仅仅是嘴唇很干,嘴角也裂开了,带宝宝时营养不均衡,缺乏必要的维生素,特别是 B 族维生素,干燥的嘴唇就容易出现口角炎。预防口角炎的方法是,在冬季产妇们要比平时补充更多的水分,适当补充维生素,特别是维生素 B_1、维生素 B_2,对防止口角炎有较好的效果。

(4)鼻子痒痛:冬季没有花粉等的过敏原,但室内外温差大,以及阴霾的天气对过敏体质者来说造成了一种刺激,加上空气中堆积的尘埃、细菌等,在户外活动或者室内长时间开空调时会乘机入侵人体,诱发过敏性鼻炎。据专家介绍,由于过敏性鼻炎的鼻塞、流涕、鼻痒、打喷嚏等症状和感冒很像,常常被一些患者误以为是感冒,延误了治疗,结果严重了会造成鼻窦炎、中耳炎、鼻息肉、支气管哮喘等。

温馨提示:防止鼻子在冬季"罢工",提高鼻子的御寒能力尤为重要。除了平时加强锻炼,早晚用冷水洗脸外,不妨偶尔也给鼻子做个健身操。首先,清晨洗脸时,用毛巾揉揉鼻翼两侧及周围的皮肤,直到有发热感,可使鼻子周围血管充血、改善血液循环,使鼻子尽快适应外界寒冷的气温。其次,用拇指、食指夹住鼻根、用力由上至下连拉12次,这样可以促进鼻黏膜的血液循环,有利于正常分泌鼻黏液。然后,将拇指和食指分别伸入左右鼻腔内,夹住鼻中隔软骨轻轻向下拉若干次,可增加鼻黏膜的抗病能力,预防感冒和鼻炎的发生,拉动鼻中隔软骨,还有利于防治萎缩性鼻炎。最后,用两手中指,一左一右交替按摩鼻子上端,两眉之间,能刺激嗅觉细胞。当然,不要忘记每天给鼻子"洗洗澡",尤其是在早晨洗脸时,用冷水多洗几次鼻子,可以增强鼻子对天气变化的适应能力,预防感冒及各种呼吸道疾病。

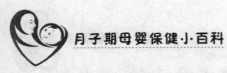

24. 产后皮肤松弛如何预防与护理

产后往往会出现皮肤松弛的现象,这是因为孕期腹部皮肤长时间紧绷,生产后一时失去弹性所致。另外,产后妊娠水肿消失也会显得皮肤松弛,如果产后缺乏运动,皮肤松弛就会更明显。新妈妈可以通过按摩、运动、适当喝水、补充维生素及蛋白质来增加碱性食物摄入量等方法改善皮肤松弛。

(1)学会自我按摩:从产后第二周开始,新妈妈可以对自己的腿部、手部、脸部等进行轻柔的按摩,以打圈形式由下至上轻轻按摩约 15 分钟,产后月子期间最好不要对腹部和腰部进行按摩,可以有意识地深呼吸收紧腹部。

另外,产后不宜立即束腹,否则会增加腹压,造成产后盆底支持组织的支撑力下降,妈妈可以将蒸气口对着腹部,5~10 分钟后用冰毛巾冷敷,而后涂上紧致摇摩油轻轻抹匀。还可到美容院做腹部紧致专业护理,大约每 2 周一次。

(2)饮食调养

①适当喝水。缺水会使皮肤失去弹性,甚至出现皱纹,新妈妈每日饮水量应为 1 200 毫升左右,产后第一周时可不必勉强。

喝水要注意正确的习惯:早上起床后可先喝一大杯温矿泉水,可以刺激肠胃蠕动,使内脏进入工作状态;如果新妈妈常被便秘所困,不妨在水中加些食盐。

②常吃富含维生素的食物。维生素对于防止皮肤衰老,保持皮肤细腻滋润起着重要作用,处在哺乳期的新妈妈

以食补为佳,以免影响乳汁的质量,富含维生素的食物主要是蔬菜和水果。

③增加富含蛋白食物的摄入量。皮肤主要由胶原蛋白和弹性蛋白构成,适当补充胶原蛋白能使细胞变得丰满,从而使肌肤充盈,皱纹减少,弹性蛋白可使皮肤弹性增强,富含胶原蛋白和弹性蛋白多的食物有猪蹄、动物筋腱和猪皮等。

④多吃碱性食物。日常生活中所吃的鱼、肉、禽、蛋、粮谷等均为酸性食物,大量酸性食物会侵蚀敏感的表皮细胞,使皮肤失去细腻和弹性,故应吃些生理碱性食物,如苹果、梨、柑橘和蔬菜等以保持平衡。

(3)紧致皮肤的食谱推荐:胡萝卜拌西蓝花。

原料:西蓝花1个,胡萝卜半根,食盐适量,香油少许。

做法:①西蓝花洗净,掰成小块,在食盐水中浸泡30分钟,取出沥干水。②胡萝卜洗净,去皮,切片;将胡萝卜和西蓝花用沸水焯一下。③把西蓝花、胡萝卜取出沥干水,吃时拌上香油即可。

功效:胡萝卜、西蓝花富含维生素和胡萝卜素,能刺激新陈代谢,起到改善皮肤松弛的作用。

25. 产后毛孔粗大如何预防与护理

产后毛孔粗大问题大多是因为油脂分泌过多造成的,如果产妇本身属于油性肤质则更容易产生毛孔粗大现象,但这不表示毛孔粗大就是油性肌肤。另外,温度及湿度的升高也会使皮肤温度上升,带动皮脂分泌,夏季毛孔比冬天扩张要大得多。产后毛孔粗大的重要方法是控油,做好面部清洁工作,适当按摩,还应多喝水,不应接触烟酒。

(1)日常护理

①避免熬夜,睡眠充足,尽量保持心情愉快,因为长时间的生活压力及焦虑、睡眠不足都会导致油脂过度分泌,造成毛孔粗大。

②维持油水平衡,适时补充清爽保湿品,以免肌肤因缺水而呈现过度出油的补偿作用,让皮脂腺反而分泌更多油脂,造成毛孔粗大。

③认真做好每天的卸妆和清洁工作,定期祛除面部角质,夏天油脂分泌和出汗较多,可适当使用深层清洁面膜。

④洗完脸后,拍上温和的含有收敛成分的收缩水(或爽肤水),轻轻由下往上拍打,持续一段时间后会使毛孔看起来细致很多,同时也具有抑制皮脂分泌的效果。

⑤做好防晒工作,不要长时间在阳光下暴晒。外出时,一定要使用防晒品,抵御紫外线侵袭。

⑥每天适当进行面部按摩,能促进血液循环和新陈代谢,缓解毛孔粗大,每次使用护肤品时可有意识地轻轻按摩面部。

⑦缩小毛孔技巧。把干净的专用小毛巾放在冰箱里,洗完脸后,把冰毛巾轻敷在脸上几秒钟;用西瓜皮等水果敷脸,有很好的收敛柔软毛细孔、抑制油脂分泌及美白等多重功效。

(2)饮食调养

①适度喝水,保证皮肤水油平衡,缓解毛孔粗大。

②多吃含有胶质的食物,如鸡爪、鱼皮、猪蹄等食物,补充胶质以减缓皮肤老化导致毛孔粗大。

③多吃薏苡仁、白菜、洋葱、草莓、奇异果、柠檬等维生素 C 含量丰富的食物,可美白、抗氧化,还能帮助加速黑色素排出,抑制毛孔粗大。

④减少饮用酒或咖啡、茶等饮料,保护皮肤。

⑤多食用含 B 族维生素的食物来帮助调控皮脂分泌,如香蕉、马铃薯、燕麦及鸡蛋等。

(3)收敛毛孔的方法推荐(熟鸡蛋按摩法)。首先用温水将面部洗净、擦干。然后将煮好的鸡蛋去皮,用温热的鸡蛋在脸上滚动:额部从两眉开始,沿肌肉走向向上滚动直到发髻;眼部嘴部环形滚动;鼻部自鼻根沿鼻翼向斜上滚动;反复重复直到鸡蛋冷却下来。最后用冷毛巾敷面几分钟。

26. 产后黑眼圈如何预防与护理

产后黑眼圈与休息不足及情绪不稳有很大关系,一定要注意多喝水、多摄入蛋白质、维生素,配合敷眼膜都可缓解黑眼圈。

分娩后,新妈妈气血不足,加上要照顾宝宝而缺觉少眠,很容易导致眼周微循环不畅而形成黑眼圈和眼袋,如果不及时调节,随着时间推移(一般在半年以上)及年龄的增长,黑眼圈将转化为顽固性,很难消退,妈妈一定要注意。

(1)日常护理

①保证充足的睡眠。睡得不好就很容易造成"熊猫眼"。妈妈在睡觉的时候应右侧卧,减轻不适,保证有充足的睡眠。还可以要求丈夫和家人适时伸出援助之手。

②保持情绪的稳定。新妈妈应保持情绪稳定,切忌忧

虑、恼怒。而且任何情绪的过急变化都会引起血色失调,导致失眠,产生黑眼圈。

③闭目养神法。新妈妈可以把眼睛闭起,把手指合起来像杯子一样各盖一只眼,养神 5 分钟,然后慢慢放手睁眼,这个动作,能刺激眼周围的肌肉,令眼睛减少疲倦而明亮起来。

④防黑眼圈小技巧。如果新妈妈觉得眼霜不太安全的话,可以到厨房去寻找敷眼的天然材料,有很多蔬果是眼膜的好原料,经过稍稍加工,就可以变成眼膜,比如黄瓜蛋清膜:将黄瓜榨汁与一个蛋清混合调匀,再加 2 滴白醋,涂在眼部,可有效淡化黑眼圈。

(2)饮食调养:首先,要多喝清水,有效地将体内废物排出,降低色素积聚的机会,减少黑眼圈,同时多摄取维生素 A 和维生素 E,这些维生素可以帮助机体抵抗紫外线,还对眼球和眼肌有滋养作用。饮食中还要增加优质蛋白质的摄入量,每天保证 90 克以上蛋白质,多吃富含优质蛋白质的瘦肉、牛奶、禽蛋、水产等,有助于维持眼周皮肤弹性。

(3)改善黑眼圈的食谱推荐(冬瓜薏米排骨汤):冬瓜100 克,小排骨 50 克,薏苡仁适量。冬瓜洗净,去皮切块。小排骨洗净,切好,先过一遍沸水去血水和浮沫。小排骨与冬瓜块、薏苡仁一起慢炖,煲足火候,调味即可。功效:有助于消除眼袋,可促进血液循环,对抗黑眼圈。

27. 产后脸上长痘如何预防与护理

孕期的黄体激素分泌,产后护理新生儿等各种压力会导致新妈妈的脸上出现一些痘痘。那么产后妈妈脸上的痘痘该怎么处理呢?

(1)日常护理

①要勤洗脸,选择性质温和的洗面奶,还要注意用37℃左右的温水。

②洗脸时,轻轻按摩患处,以利于毛孔畅通。

③在清洁面部时,可以局部区别对待,较油的部位加强清洁。

④不要为了掩饰脸上的青春痘而擦很厚的粉底或遮瑕膏,以免毛孔阻塞更严重,加重长痘趋势。

⑤规律作息,保持心情轻松愉快,这样可以自觉地调节内分泌,降低长痘概率。

⑥不要挤捏青春痘,以免诱发感染或留下瘢痕。

⑦长痘严重时,请医生帮助判断长痘原因是否与自己所用药品或护肤品有关,并配合医生建议治疗。

(2)饮食调养

①辛辣、油炸等刺激性食品均会诱发面部长痘,产妇应适当注意忌口。

②多吃蔬菜、水果,多喝开水,要注意排泄通畅。

③注意饮食平衡,不要在产后进行"恶补"。

(3)消痘的食谱推荐(苦瓜羊肉汤):黄精50克,女贞子9克,羊肉片250克,苦瓜1根,大白菜、大骨头、生姜、米酒等各适量。把各中药材放入药袋,与大骨头、生姜、米酒炖煮1小时。去除药袋和大骨头后,依次放入大白菜、苦瓜、羊肉片,煮熟后即可食用。功效:苦瓜、大白菜、黄精、女贞子均是凉性贪材,羊肉则有温补效果,既能清除燥热,抑制长痘,也能温补产后新妈妈的身体。

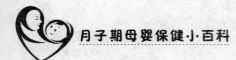

产后妈妈的身体需要大补,但热性食物不能吃太多,此外照顾新生儿的工作可以找家人多分担一些,压力过大也是痘痘易冒出来的原因。及时清洁肌肤,保持毛孔畅通,这样不给痘痘留机会,自然痘痘就好了。

28. 如何做纯天然果蔬面膜

(1)自制维 C 黄瓜紧肤面膜——在淡淡清香中享受毛孔收缩的快感。

面膜功效:收缩毛孔,控制肌肤出油,有效滋润,美白肌肤,保湿。适用于混合性肌肤。

所需材料:维生素 C 1 片,黄瓜半根,橄榄油 1 小匙。

自制方法:黄瓜洗净,去皮,放入搅拌机中搅拌成泥状。维生素 C 片放入研钵中研磨成细粉。将维生素 C 粉末、橄榄油加入黄瓜泥中,搅拌均匀,调成泥状。

使用方法:①洁面后,将本款面膜均匀地涂抹在脸上,避开眼部及唇部。②约 15 分钟后,用清水洗净。如果肌肤比较粗糙,可以先按摩肌肤再敷面膜。③本款面膜最好一次用完,若无法用完需用玻璃器皿密封冷藏保存,并在 3 天内用完。在选购橄榄油时,要选择略呈绿色且颜色透明的,打开盖子有淡淡果香飘出的才是上品。

(2)自制西红柿橙子面膜——时刻守护肌肤的细致嫩白。

面膜功效:有效收缩毛孔,紧实脸部肌肤,使皮肤白皙。适用于任何肤质。

所需材料:西红柿半个,橙子半个。

自制方法:西红柿洗净,去蒂,切成两半。橙子洗净,去子,切成两半。将西红柿、橙子各取一半放进榨汁机中,榨取汁液。用无菌滤布将残渣过滤掉,留取汁液待用。

使用方法:①洁面后用干净的脱脂棉将汁液涂抹在脸部。②约25分钟后,用清水彻底清洗干净。③本款面膜容易变质,最好一次用完。

美容原理:西红柿和橙子中均含有丰富的维生素C,能够减少黑色素沉着,并且有很强的去污能力,能够使脸部毛孔清洁、通畅,从而收缩毛孔。

(3)自制果醋绿豆紧缩毛孔面膜——感受妙醋的美好。

面膜功效:促进紧肤新陈代谢,收缩粗大毛孔,使肌肤细腻、保湿补水富有弹性。适用于中油性肌肤。所需材料:绿豆粉2小匙,苹果醋1小匙,小西红柿2个。

自制方法:小西红柿洗净,切成小块,捣成泥状。将绿豆粉、苹果醋加入西红柿泥中,充分搅拌均匀即可。

使用方法:①洁面后将调制好的面膜敷于脸上,避开眼部及唇部周围。②静置15分钟后,用清水冲洗干净。每周可使用1～3次。③本款面膜如果一次没有用完,须置于玻璃器皿中,密封后放于冰箱内并尽快用完。

29. 产后多久才可以开始性生活

性生活恢复的最佳时机是产后6周以后,剖宫产的产妇应延迟到3个月以后再开始。为什么需要这么长时间才能恢复性生活呢?原因有以下几条。

(1)产妇在分娩后,子宫的变化是相当大的,产褥期内子宫内的创面尚未愈合,子宫颈口尚未关闭,此时如果性生活,会把细菌带入子宫创面,容易引起产后感染。

（2）产妇分娩后，消耗相当大的体力，体质虚弱，产褥期内产妇全身抵抗力降低，如果性生活，细菌容易入侵，极容易引起子宫感染，发生产褥热等严重疾病。

（3）产妇分娩后，卵巢激素的作用还不够充分，阴道的润滑还没有完全恢复，阴道黏膜比较薄而且脆弱，在刚恢复性生活时，忌动作过猛，节奏不宜太快，否则很容易引起器官损伤及出血。

（4）产妇分娩后，在自己身体需要调养恢复的同时还要承担起喂养宝宝的重任，十分疲劳。另外，产褥期的妇女性器官也有失调感，这一时期女性性欲普遍下降，对性生活的要求一般不如怀孕前那样强烈。所以，做丈夫的要体贴和理解妻子，不要为了满足自己的欲望，而强求做爱，要节制性生活。

综上所述，产妇在恶露完全干净 6～8 周后，经医生检查生殖系统恢复正常才能开始性生活。过性生活应注意避孕，不管是剖宫产、顺产、哺乳或不哺乳的产妇，都应该采取可靠的避孕措施。

30. 产后影响性生活和谐的因素有哪些

（1）心理负担

①分娩时阴道损伤或做过侧切的妈妈担心性生活引起伤口开裂、感染，影响伤口愈合。

②由于怀孕引起身体的一些变化，担心影响自己在丈夫心中的形象，所以拒绝丈夫的要求。

③不能确定自己的排卵期是否恢复，害怕不小心再次怀孕。

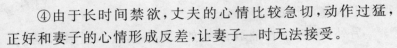

④由于长时间禁欲,丈夫的心情比较急切,动作过猛,正好和妻子的心情形成反差,让妻子一时无法接受。

(2)生理变化

①怀孕引起体内激素的变化。孩子出生后,无法及时恢复正常,造成内分泌失调,影响情绪。

②由于生产造成的阴道肌肉松弛,导致性生活质量不高,使自己丧失信心。

③恶露还没有结束,觉得自己的身体不够洁净。

(3)其他原因

①照顾孩子,消耗精力和体力。使原本就很疲惫的身体雪上加霜,无暇顾及丈夫的感受。

②家里的环境无法营造二人空间。无人照看孩子,在亲热的当口孩子要吃奶,就好像迎头浇了一桶凉水。小家伙可不懂得察言观色,让父母很为难。

产后性生活选择合适的时间,让一切重新开始。

31. 给产后恢复性生活的建议有哪些

为了帮助产后夫妻更好的恢复性生活,请参考以下建议。

(1)多爱抚:性生活前,为了缓和妻子的紧张,丈夫要多爱抚妻子。同时,为了保证妻子的休息,建议每次性生活时间不要超过 30 分钟。

(2)需温柔:产妇阴道恢复不久,性生活时容易干涩疼痛,尤其是产后第一次性生活,丈夫应温柔一些,动作放缓慢,营造温馨柔和的气氛,注意妻子的反应,也可配合一些水性的润滑剂使用,如果第一次就很不舒服,之后妻子可能得隔更久才敢行房。

另外,产后一直哺乳的妈妈,乳房充盈大量乳汁,如果此时受到外力的强烈压迫,容易肿胀疼痛,所以丈夫动作要轻柔。

(3)忌创新:产后产妇体力可能有些下降,丈夫不要尝试过多的"花样做爱",尽量配合妻子的感觉来,以妻子感觉舒服的方式进行,当然丈夫也可以提出你的要求,但不能强求。

(4)需重视产妇的状况:若妻子有阴道分泌物不正常、会阴伤口疼痛、性交疼痛的情况,应尽快就医治疗。丈夫应多注意妻子的情绪问题,如果生产完 2 周以上,妻子还有情绪低落、常哭等情况,应早点咨询医生。

(5)借助药物:使用某些改善性欲的药物,如男性激素、局部的血管扩张药,这些要与医生详细讨论,评估不良反应后再考虑使用。

另外,应停用影响性欲的药物或治疗,如有些催眠药、镇静药、抗抑郁的药物会影响性功能,服用前多与医生沟通,可选择对性生活影响较小的药物。

(6)必须避孕:生产过后,子宫的功能需要 6 个月的时间才能恢复到孕前水平,如果恢复前再次怀孕,无论是流产还是再次生育都对产妇身体健康不好,因此产妇在性生活时需要避孕。

32. 产后首次性生活会出现伤口裂开或出血吗

经过产后一段时间的调养,多数产妇的会阴伤口都愈合了。然而,在久违的夫妻生活时,伤口却又裂开、出血,好端端的片刻欢娱，一下子变成了无言的痛楚。

产后首次性生活出现伤口裂开、出血的原因主要有4点。

一是性生活离产后时间太近，虽然会阴表面组织已经愈合，但深部肌层、筋膜并未完全恢复。

二是伤口有炎症，影响愈合；产妇患贫血、营养不良也会影响到愈合。

三是丈夫在妻子妊娠晚期、产褥时期禁欲时间较长，一旦恢复夫妻生活，动作可能过于激烈，也容易引起会阴组织损伤、出血或裂开。

四是与伤口缝合情况有关。除了会阴部表皮层用丝线缝合外，内层肌肉、皮下脂肪层均用羊肠线缝合，而人体对羊肠线的吸收有差异，加上羊肠线的质量，也会影响人体组织的吸收。

理论上说，产后6周应该能恢复性生活了。产妇可以先自我感觉身体情况，并触摸伤口的复原程度，再做决定。比如，看看腹部的伤口是否痊愈、恶露是否排干净。在生育4周后，应去医院进行产后第一次身体检查。伤口愈合得好，不感觉疼痛的话，并不会造成女方性冷淡。重新恢复性生活时，要柔软缓和，节奏要慢一些，必要时用点润滑剂，这样初次性爱的疼痛就会缓解很多。一旦发现出血，应及时去医院，而不能草草止血了事，以免延误治疗。

33. 会阴切开会影响性生活吗

妇产科医生常遇到产妇苦苦哀求："医生，不管怎样，请手下留情，不要动剪刀。"有的产妇一提起"动剪刀"还吓得大哭,有的认为动剪刀是医生对产妇不负责任,图省事。产妇怕"动剪刀",除了怕手术痛苦外,一个最大的忧虑,就是怕会影响手术后的性生活。

所谓分娩时的"动剪刀",医学称之为"会阴切开",是产科常见的一种手术。会阴是指阴道到肛门之间的长2～3厘米的软组织。在分娩过程中,由于阴道口相对较紧,影响胎儿顺利娩出,需要做会阴切开手术,扩大婴儿出生的通道。

侧切术是指在第二产程期间,当宫缩时,宝宝的头露出2～4厘米时,在阴道周围(即会阴)做的一个切口。这是在出现产程延长或胎儿窘迫征兆时为加快分娩而采取的措施。如果宝宝早产,也需要接受侧切术,因为能让宝宝头部受到的损伤减到最小。

在英格兰,有大约14％的女性做过侧切,不过,在初产妇中这一数据还要更高一些。从20世纪70年代起,就这一技术的使用和有效性,大家一直争论不休。无论如何,在英国,大多数助产士都不愿意做侧切,除非你有任何上述原因或并发症。我国的情况也一样,总体上讲,在城市中的侧切术会高些,而基层医院的侧切术低些。

目前,经阴道分娩的产妇,会阴切开手术率越来越高,据抽样调查已高达86％。究其原因,现在人们的生活水平日益提高,孕妇在怀孕期间营养增强,劳动强度相对降低,使胎儿发育良好,个头普遍较大,给分娩带来困难。如果片面强调实施会阴保护,容易造成阴道撕裂,严重时会危及胎儿的生命。

产妇会阴切开后,阴道和会阴大约在1周内愈合,再经过一段时间即可完全恢复正常,阴道仍然可以保持良好的弹性,对日后性生活也毫无影响。所以产妇应消除对会阴切开的畏惧心理。

34. 产后未恢复月经要不要避孕

有人认为,产后不来月经,不会怀孕,无需采取避孕措施。

这种认识不全面。因为产后卵巢排卵功能恢复的时间因人而异,一般来说,如果产后不哺乳,月经常在产后 28～42 天来潮,有的 3 个月左右恢复月经。第一次月经大多数比平时量多,多无排卵,不哺乳的少数人,也偶有排卵。绝大多数妇女产后 2～3 个月经周期后,卵巢功能完全恢复正常,月经量也恢复正常,且有排卵。

哺乳期虽然不来月经,但仍然有排卵,故有的产妇在哺乳期同样可以怀孕。有的妇女,当卵巢功能刚恢复排卵功能第一次排卵时,排出的卵细胞很快遇到精子,变成受精卵。这一切说明,所谓坐月子的哺乳期是"安全期"的说法是错误的,哺乳妇女不论是否已经恢复月经都具有受孕的机会,因此,哺乳期妇女在恢复性生活后,一定要避孕,以免造成不必要的麻烦。

哺乳期受孕对产妇健康十分不利,分娩的创伤还未全面恢复,又要怀孕或做流产术,当然是件痛苦而又损坏身体的事。尤其是带有瘢痕的子宫(多指剖宫产术后子宫瘢痕),不光对子宫复原有影响,且产妇承担哺乳和养胎的双重任务,势必导致营养不良、贫血的后果。因此,千万不可疏忽大意,哺乳期也必须采取避孕措施。

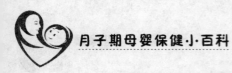

月子期母婴保健小·百科

35. 哺乳期的避孕方法有哪些

哺乳期妇女只要恢复了性生活,就应该采取必要的措施避孕。

哺乳期妇女可选用的避孕方法很多,总的原则是不影响乳汁的分泌和婴儿的生长发育,妇女可根据自己的实际情况选择,以顺利度过哺乳期。

(1)宫内节育器(IUD):这是一种安全、使用简便、经济、灵活的避孕方法。在我国,有 40% 左右的育龄妇女使用宫内节育器。由于哺乳期妇女的子宫比非哺乳期的子宫小一些。因此,最好在哺乳期恢复月经后或断乳后再放置宫内节育器,以免放置的宫内节育器相对变小,容易移位而失去避孕作用。

(2)含孕激素的避孕药具:效果可靠,既不影响乳汁分泌,又不影响乳儿生长发育,但由于内含纯孕激素,有些妇女会出现月经周期失控,会有点滴出血、经期延长或发生闭经。常用的有 3 个月注射一次的长效避孕针狄波普维拉。埋植一次可保持避孕作用 3～5 年的皮下埋植剂,以及 1 年换一次的阴道药环。

(3)使用阴道隔膜:使用阴道隔膜虽然没有异物感,但使用技术要求比较高,必须先请医生指导,根据阴道的大小选配合适的型号。

(4)男用避孕套:主要起屏障作用,不仅可以阻隔精子进入女性生殖道而达到避孕作用,而且可以有效地防止细菌、真菌、滴虫、原虫、淋菌和病毒感染和传播,对预防性传播疾病尤为重要。

166

（5）绝育手术：是一种永久性的绝育方法。它通过小手术结扎输精或输卵管，以阻断输精管处的精子进入精液，或使卵子不能通过输卵管与精子相遇。该方法对男性性功能、女性月经、性生活没有影响，不适宜有严重的神经官能症、有性疾病或生殖系统炎症的哺乳期妇女。该方法绝育的失败率小于10%。

36. 产后性生活存在哪些禁忌

（1）忌疲劳或勉强性生活：产妇要照顾宝宝，还要做家务，身心都比较虚弱，加上勉强时的疼痛记忆，往往缺乏足够的精力和体力来满足丈夫的性要求。精神或身体疲劳时过性生活往往达不到高潮，收不到双方满意的效果，特别是劳累后立即过性生活，会损害健康。而如果在没性欲时勉强同房，还会导致产妇对性生活反感，造成性冷淡。所以，建议夫妻双方在精力较佳时进行性生活。

（2）忌空腹或饱食后性生活：饥饿时，人的体力下降，经历不充沛，进行性生活容易因体力不支而中途停止；而饱食后，血液流向肠胃，大脑和其他器官则相对供血不足，往往也达不到性满足。即使勉强获得性的满足，也不利于身体的健康。

（3）忌性生活过频：一般来说，性交次数与年龄基本成反比，即年龄越大性生活的次数越少。20～30岁的夫妻，一周3～5次；30～40岁的夫妻，一周3～4次；40～50岁的夫妻，一周2～3次；51～55岁的夫妻，一周1～2次。

性生活过度会导致身体乏力、心神恍惚、头重腿酸、心悸、食欲不佳等现象，长此下去还会引起神经衰弱，会导致身体衰弱,有损健康。

(4)忌沐浴后立即同房:洗澡特别是洗热水澡时,全身血液循环加快,皮肤血管充分扩张。若沐浴后立即性交,性器官急剧充血而加重全身血液循环的负担,使血液循环平衡失调,局部血液供应不足或缺血而造成严重后果。因此,不管是丈夫还是妻子沐浴后都应该休息15～30分钟后再同房。

(5)忌早晨起床前同房:一日之计在于晨,马上要起床进入白天紧张工作生活,如果此时过性生活,身体往往得不到足够的休息,使机体的平衡失调,从而降低身体的抵抗力,影响身体健康。

在一天之中,以晚上11时左右过性生活最好,因为这时是性激素分泌的高潮时期,且对身体没有伤害,同房后还可有充分的时间休息,对第二天的精神、体力没有影响。如果夫妻想在早晨同房,应该选在休息日进行。

37. 可提高女性性生活质量的运动方法有哪些

运动不仅能使人的形体健美,而且还能提高人们对性生活的兴趣,性学专家研究发现从事有氧运动的妇女,有的人1周至少有3次性生活。

运动期间体内可释放一种令人心情振奋的内啡肽物质,这种物质恰恰是机体自然发生的内分泌物,可以使人产生愉悦感,这对增加性欲亦大有好处。

运动还能使人体血清高密度脂蛋白胆固醇水平增高,这类对身体有益的胆固醇,能"加班加点"清除动脉中的填塞物,从而增加包括骨盆部位及性器官在内的全身血流量。

因此,每周只要进行 3 次、每次 1 小时的适度运动,就可大大改善性生活。

(1)骑自行车:这是一项最易于坚持的运动方式,它可以锻炼妈妈的腿部关节和大腿肌肉,并且对于脚关节和踝关节的锻炼也很有效果。同时,它还有助于改善妈妈的血液循环系统。

注意,由于骑自行车可能摩擦阴道、对腹部力量要求也较大,因此月子期间不宜骑自行车,这项活动需要等到身体完全恢复之后再进行。

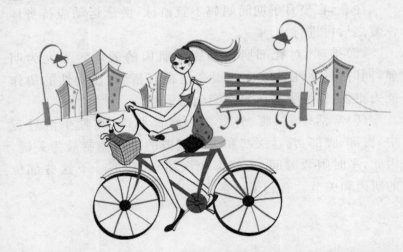

(2)慢跑、散步:对心脏和血液循环系统都有很大的好处,每天保持一定时间的锻炼,如 30 分钟以上,会有利于减肥,而这能提升女性的性欲望。

(3)蹲马步:蹲马步能使女性骨盆肌、会阴区域的肌肉收缩,有助于骨盆肌肉血管分布的改善和血管密度的增加,加大会阴部的充血量,加快血流速度,从而增加性器官的敏感性。而且盆肌血管分布的增加,还会增强女性性快感和性高潮时阴道黏液的分泌。

(4)游泳:不同的游泳姿势所运动到的肌肉不同,对身体带来的影响也就不同,其中以蛙式及蝶式最适合女性。蛙式及蝶式必须运用到大腿及骨盆腔的肌肉,经常采用这两种姿势,长期锻炼下来,除了可以有效预防子宫脱垂、直肠下垂、膀胱下垂的疾病外,因腹部肌肉的结实,还可以提升女性性功能,在性生活时感觉会更为美好。

注意,在坐月子期间妈妈不宜游泳,游泳运动应待身体恢复之后再进行。

(5)排球:对臀部肌肉和腹部肌肉的锻炼效果尤为明显,同时,对女性灵敏性的提高也很有帮助,让女性的协作能力更强,享受更多床第间变化的乐趣。

(6)常活动臀、腹、骨盆和大腿部肌肉:在性生活过程中,臀部、腹部、骨盆深部和大腿肌肉的协调控制最为关键,因此,平时闲暇时间,夫妇都应多扭动、伸展一下这些部位的肌肉和关节。有利于性生活和谐。

下篇　新生儿保健

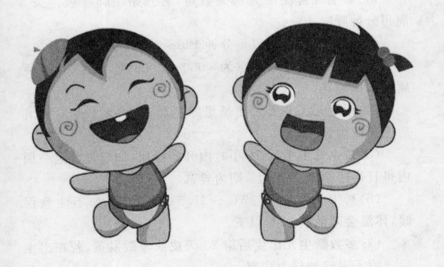

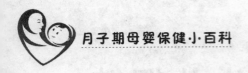

一、认识新生儿

1. 什么是新生儿期

从胎儿离开母体到 28 天这段时间称为新生儿期。这段时间是宝宝的脆弱期,因为他一直在母体中生活,自剪断脐带那一刻起,呼吸、排泄等一切事宜都必须由自己完成。宝宝进入一个独立的环境,各器官需要进一步完善,功能需要进一步调整。因此,这段时间宝宝对外界抵抗力差,需要家人的悉心呵护

2. 什么是婴幼儿的健康标准

(1)新生儿降生后先啼哭数声,后开始用肺呼吸。头 2 周每分钟呼吸 40～50 次。

(2)新生儿的脉搏以每分钟 120～140 次为正常。

(3)新生儿的正常体重为 3 000～4 000 克,低于 2 500 克属于未成熟儿。

(4)新生儿头 2 天大便呈黑绿色黏液状,无气味。哺乳后逐渐转为黄色。

(5)新生儿出生后 24 小时内开始排尿,如超过或第一周内每日排尿达 30 次以上,则为异常。

(6)新生儿体温在 37℃～37.5℃为正常,如不注意保暖,体温会降低到 36℃以下。

(7)多数新生儿出生后第 23 天皮肤轻微发黄,若在出生后黄疸不退或加深为病态。

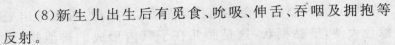

（8）新生儿出生后有觅食、吮吸、伸舌、吞咽及拥抱等反射。

（9）给新生儿照射光可引起眼的反射。自第二个月开始，婴儿的视线会追随活动的玩具。

（10）出生后3～7天新生儿的听觉逐渐增强，听见响声可引起眨眼等动作。

3. 新生儿期体格标准是多少

（1）身长标准：新生儿出生时的平均身长为50厘米，男、女婴有0.2～0.5厘米的差别。正常新生儿之间，身长也略有差异，但差异很小。

（2）体重标准：新生儿诞生时平均体重为3～3.3千克。最新统计表明，新生儿平均体重已达3.5千克，目前还继续增长趋势，巨大儿出生率同样有所提高。

（3）头围标准：新生儿诞生时平均头围体重的增加，平均头围也相应增加，最新统计显示，新生儿平均头围已达35厘米。

（4）胸围标准：出生时胸围比头围小1～2厘米，平均为33厘米；6个月前后，头围和胸围大致相同；1岁时头围和胸围相等；2岁后胸围超过头围。1岁至青春前期胸围超过头部的厘米数约等于年龄减一。

4. 新生儿的大便有什么特征

（1）排便时全身发红：新生婴儿大便时会发出"吭哧吭哧"的声音，全身都会变红。因为胎儿在子宫里没有排泄大便的活动，他的腹部肌肉缺乏锻炼，因此没有足够的力量。出生后的宝宝要非常用力才能排出大便。

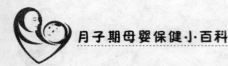

（2）胎便：新生儿会在出生后的 12 小时内，首次排出墨绿色大便，呈黏稠状，这是胎儿在子宫内形成的排泄物，称为胎便。胎便可排两三天，以后逐渐过渡到正常新生儿大便。如果新生儿出生后 24 小时内没有排出胎便，就要及时看医生，排除肠道畸形的可能。

（3）便次和色泽：正常的新生儿大便，呈金黄色，黏稠，均匀，颗粒小，无特殊臭味。母乳喂养的新生儿，每天大便 4～6 次；人工喂养的宝宝大便比较容易变硬或便秘，每天 1～2 次，最好在两次喂奶间加喂少许温开水，可以减少便秘的几率。

5. 新生儿的排尿有何特征

新生儿出生时膀胱内有少许尿液，一般在出生后 24 内排出，最初几天的排尿情况分别为：第一天的尿量很少，2～3 次，为10～30 毫升。一周内每天 4～5 次，一周后随着哺乳、摄入水分，孩子的尿量逐渐增加，每天可达 10 次以上，日总量可达 100～300 毫升，满月前后每天可达 250～450 毫升。孩子尿的次数多，这是正常现象。尿液透明，微带黄色，尿中含有微量蛋白。新妈妈不要因为孩子尿多，就减少给水量。尤其是夏季，如果喂水少，室温又高，孩子会出现脱水热。

6. 新生儿的皮肤有何特征

刚出生的宝宝外观不尽相同，这与宝宝出生时的孕周有关。早产儿的皮肤较薄，看上去透明，可能还覆盖着一层细软的胎毛。他们身上可能还有一层胎脂，这是一种白色的奶酪状物质，可以保护羊水中宝宝的敏感皮肤。宝宝出生的孕周越往后,他身上的胎毛和胎脂就越少,但通常出生后几天内会有脱皮的现象。

任何人种或民族的宝宝出生时肤色都较浅,通常是粉红色。这种粉红色是因为小宝宝的皮肤仍然很薄,所以红色的血管清晰可见。

有30%～40%的宝宝出生时会有粟粒疹,那是长在他们脸上的看上去像小粉刺一样的白色或黄色小点点。粟粒疹通常在3～4周内就会自行消失,不需要特别治疗。

胎记形状、大小、颜色各异,可能出现在宝宝身上的任何部位。有些类型的胎记可能在宝宝出生后几天或几周才出现。大部分胎记是无害的,许多会在几年内自行消失,也有的会跟随宝宝终身。

最后,如果宝宝皮肤在出生后头几天泛黄,可能是有轻微的黄疸,一半以上的正常、健康宝宝都会有这种现象。通常这没有什么可担心的,但你应该告知医生。一般情况下,足月出生宝宝的黄疸会在1周内减退,早产儿持续的时间更长一点。

7. 新生儿的先天反射有哪些

正常新生儿的代表性反射有以下几种。

(1)觅食反射:用手指或乳头触摸新生儿的面颊,他就会将头转向被触摸的这一侧并张开嘴表现出吸吮动作。这反射在生后4～7个月时消失。

(2)吸吮反射:将乳头或其他物体放入孩子口中或者手指触及上、下口唇,即引出吸吮动作。此反射在4～7个月时消失。

（3）握持反射：将手指触及小儿手心时即被小儿紧握不放。所以，我们经常可以看到 3 个月以内的婴儿他的双手是紧紧攥拳的。到了 3～4 个月时此反射消失，孩子的手开始松开，出现了不随意的抓握。

（4）拥抱反射：用一只手托起新生儿的颈和背部，另一只手托起头的枕部，然后突然将托起枕部的手下移 4～5 厘米（手不离开枕部），使新生儿的头及颈部向后倾 10°～15°度。正常的孩子会出现两上肢外展、伸直，手指张开，然后上肢屈曲回缩呈拥抱状态。这种反应称之为拥抱反射。它的消失时间是 3～6 个月。

（5）不对称颈紧张反射：小儿仰卧时，他的头会转向一侧，与脸面同侧的上下肢体伸直，对侧肢体屈曲。早期的婴儿他的睡姿经常呈这种状态。这个反射大约在 6 个月时消失。

（6）踏步反射：用双手托起新生儿腋下，竖直把他抱起时，使他的足背触及桌边下缘，新生儿就能主动出现"开步"的样子。这种反射大约在 6 周消失。

8. 新生儿的睡眠有何特点

新生儿的大脑皮质兴奋性低，外界来的刺激对新生儿来说都是过强的，因此持续和重复的刺激使之非常易于疲劳，致使皮质兴奋性更加低下而进入睡眠状态。所以在新生儿期，除饿了要吃奶才醒来，哭闹一会儿外，几乎所有的时间都在睡眠。以后随着大脑皮质的发育，小儿睡眠时间逐渐缩短。睡眠可以使大脑皮质得到休息而恢复其功能，对孩子健康是十分必要的。年龄越小睡眠时间越长，一般新生儿一昼夜的睡眠时间为 18～20 小时。足够的睡眠是保证新生儿及婴幼儿健康的先决条件之一。

9. 新生儿哪种睡姿好

正常情况下,大部分新生儿是采取仰卧睡觉姿势,因为这种睡觉姿势可使全身肌肉放松,对新生儿的心脏、胃肠道和膀胱的压迫最少。但是,仰卧睡觉时,因舌根部放松并向后下坠,会影响呼吸道通畅,此时应密切观察新生儿的睡眠情况。对于侧卧睡的宝宝,家长应适时调整左右方向,以免造成偏脸现象。新生宝宝不提倡俯卧位睡姿,因为容易发生意外窒息。

10. 新生儿最佳睡眠环境应该怎样

婴儿要在温暖和舒适的地方睡觉。建议把宝宝放在摇篮或婴儿床里,床的两边要有保护栏。睡眠环境的温度以 24℃～25℃,湿度 50％左右为宜。不要给宝宝穿的、盖的太厚。

因为婴儿头部温度比体温低 3℃左右。温度较高,会使宝宝烦躁不安,从而扰乱了正常的睡眠。夜间睡眠时光线不能太过强烈,尽量营造一个柔和而安静的环境。

11. 新生宝宝要不要用枕头

正常情况下,刚出生的婴儿是不需要枕头的,因为新生儿的脊柱是直的,没有生理弯曲,新生儿在平躺时后背与后脑自然地处于同一平面上,所以新生儿睡觉不需用枕头也不会颈部肌肉紧绷而引起落枕。如果给新生儿垫上过高的枕头反而容易造成脖颈弯曲,影响呼吸功能,造成呼吸障碍,影响正常生长发育。

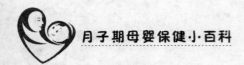

12. 哄睡新生儿有哪些禁忌

当宝宝哭闹不睡时,父母会想出各种方法来哄睡宝宝,但有些不正确的方法却会给宝宝的健康带来不利。

(1)不摇睡:因为摇晃使婴儿的大脑在颅骨腔内震荡,造成脑组织表面小血管破裂,轻者发生癫痫、智力低下、肢体瘫痪,严重者可能会出现脑水肿,脑疝危及生命。

(2)不陪睡:因为妈妈熟睡后不注意就可能压住宝宝,造成孩子窒息。

13. 哄睡新生儿宜用哪些妙招

(1)轻拍宝宝:宝宝睡下后,如果他的情绪还是不太安定,妈妈可以边哼儿歌,边轻拍宝宝,给他一个惬意的心情和绝对的安全感。

(2)放轻柔的音乐:可以选择一些轻柔的音乐帮助宝宝睡眠。要知道,宝宝对音乐具有天生的鉴赏力。

(3)背光而睡:宝宝待在妈妈肚子里的时候,适应了黑黑的睡觉环境。所以可以让宝宝朝着背光的方向睡,让他慢慢适应。

14. 宝宝夜醒怎么办

宝宝夜醒的不少原因,是由于家长的护理不当。宝宝在浅睡眠期有各种动作,如睁眼、吸吮、翻身、哭啼,有时还会抬头张望,但这些动作大多是无意义的。所以,父母不要因为有一点动静就给予过多的护理或关照,可静静地等待几分钟,再做出反应,有时过多的呵护反而会打扰宝宝的正常睡眠,不利于宝宝的正常生理发育。

15. 新生儿需要喝水吗

很多老人都说如果纯母乳喂养,就不需要给宝宝喂水喝了。其实给宝宝喂不喂水,要视情况而定。如果室内温度过高,新生儿容易缺水,这种情况样可以给宝宝喂几毫升白开水,天气太热或出现腹泻时宝宝体内也会缺水。另外,如果看到新生儿嘴唇干燥,情绪不安时,也可以用小勺给宝宝喂几口白开水。

16. 新生儿为什么会溢奶

新生儿出世不久,哭着张口要奶吃,但吃完奶后几分钟就有1~2口乳水从口腔吐出或反流从口角边上流出来,这在医学上叫"溢奶"。俗称"漾奶"。通常为生理正常现象,而不是病态。

引起溢奶的原因与新生儿的消化道解剖生理特点有关;新生儿胃容量小,生后十余天才容纳50~100毫升奶,食管发育比较松弛,胃又呈水平位,胃和食管连接的贲门括约肌发育较差,较松弛,所以胃内容物和奶水或奶块易反流。由于十二指和胃连接的幽门极易痉挛,所以奶水不易进到十二指肠。这表明胃的出口处紧而入口松,才造成了婴儿溢奶。其次,喂养不当,奶前哭闹,吸空奶瓶或喂奶时奶嘴内未充满乳汁,都可以造成大量吞气而引起哺乳后溢奶。另外,哺乳后让小儿立刻平卧或抱小孩来回摇晃,哺乳后洗澡或换尿布动作过大,这些体位变动也容易造成溢奶,应尽量避免。

如果溢奶严重,就要区别是生理性溢奶还是病理性呕吐,生后2~3周溢奶越来越严重,食后几数分钟即呕吐,就要想到幽门痉挛或先天性幽门狭窄。另外,还有发热、吐泻时要考虑胃肠炎,脑膜炎,这些造成了病理性呕吐表现。呕吐频繁,有时呈喷射性,呕吐量多伴有奶块,绿色胆汁如不及时治疗会影响新生儿身体健康,因此应该及时到医院诊治。

所以,哺乳时最好将婴儿抱起,使之躺在母亲怀里,母亲将食指和中指分开,轻轻压住乳房,这样可以防止奶水流的太急;使用奶瓶时奶嘴孔不要太大,以减少溢奶。另外,哺乳以后要轻轻抱起婴儿,使之伏在母亲肩上,轻拍背部让胃内气体排出,然后轻轻放下,置右侧卧位,头部稍抬高,这样也可以减少溢奶的发生。

溢奶属生理正常现象,随着新生儿的日益增长,溢奶逐渐好转,到了 3 个月时明显减轻,大约到出生后 6 个月时便自然消失,不必用止吐药治疗。

17. 新生宝宝有月经白带是怎么回事

刚出生不久的女婴在尿布上及在阴道口上,常常发现有白色黏液流出来,这就是所谓的"白带"。另外,少数的女婴在出生后 1 周左右,阴道流出血性分泌物,有时持续2～3天,很像月经,人们把它称为"假月经"。

这种"白带"与"假月经"与母亲的白带与月经从道理上讲是相同的。但在新生儿只不过是暂时现象,亦是正常的生理现象。那是由于胎儿的子宫内膜及阴道黏膜在胎内因受母亲妊娠后期,雌激素的刺激影响而增生,而出生断脐以后,来自母亲的雌激素突然中断了,就可以引起子宫内膜和增生的阴道黏膜脱落,形成了类似成年人的白带及月经。

家长发现这种情况千万不要惊慌,不要误以为是出血,急于把刚生下来不几天的小孩抱去医院急诊,这样会增加感染的机会,更容易添病,假月经和白带,不需要任何药物治疗,但是,特别要注意外阴部的清洁,勤换尿布,一般经过几天就能很快自然消失。

18. 新生儿的嗅觉有何特点

新生儿的嗅觉相当发达。出生后不久就能够辨别不同的味道,他们喜欢品尝带有甜味的水,对咸的、酸的或苦味的表示出痛苦、不愉快的表情。新生儿的嗅觉相当灵敏,能区别不同的气味,尤其对来自母亲身上的气味就特别敏感。如用两个器皿分别盛放母乳和其他的物品,并分别放在新生儿头部的左、右两侧,新生儿肯定会将头转向盛有母乳的一边。

19. 新生儿的视觉有何特点

新生儿已有视觉感应功能,瞳孔有对光反应。新生儿在安静、清醒状态下可短暂地注视物体,但只能在15~20厘米距离视觉清晰。1个月后可凝视光源,开始有头眼协调。出生后双眼运动不很协调,有短暂性的斜视,见了光亮会眨眼、闭眼和皱眉,并逐渐能对视野内的物体产生短暂注视,目光可跟随近距离。他喜欢看人脸,尤其是母亲的脸,也喜欢看色彩鲜艳的东西。

20. 新生儿的听觉有何特点

新生儿出生时中耳内有羊水潴留,无空气,听力差,3~7日后听觉已相当良好。满月后的婴儿听力有了很大的提高,对成年人的说话声音能做出反应。到了2月时,婴儿喜欢听成年人对他说话,并能表现出愉快的情绪,能安静地听轻快柔和的音乐。3个多月时,听力又有了明显发展,在听到声音以后,能将头转向声源,这个反应可以用来检查婴儿听觉的能力。当听到成年人与他说话时,他会发出咿呀声或报以微笑来表示应答。

21. 新生儿的温度感有何特点

新生儿对温度的感觉已比较敏感,能区分出物品温度的高低,且对冷的感觉比对热的感觉更敏感,如新生儿能对温度过高或过低的牛奶产生哭闹等不舒服的反应,对刚换上的冷衣服及尿湿的衣裤和尿布也会出现哭、闹等不适的反应。

新生儿皮肤对多种不适他已能感觉出来,一旦出现哭、闹、哼哼唧唧等不适反应,父母就应该检查一下新生儿的各个部位包括衣服和尿布,以便及时消除不良因素。虽然新生儿对温度已比较敏感并能对不适温度做出诸如哭闹等反应,但他无法自我抗拒外来的侵害。因此,如果给新生儿用诸如暖水瓶、电热毯等取暖设备时一定要小心,最好用母亲身体给新生儿取暖。

22. 新生儿为何会乳房肿胀

新生儿乳腺肿大的情况,临床男女婴儿都会出现,大多在出生后第3～5天出现,大小像蚕豆或鸽蛋一样,并可能出现少许乳汁一样的分泌物,这是因为在胎儿时期胎儿体内存在着来自母体一定量的雌激素、孕激素和生乳素,宝宝出生后,来自母体的雌激素和孕激素被骤然切断,是生乳素作用释放,刺激乳腺增生,这种生理现象多数在出生后2～3周自然消失,不必特别处理。作为家长千万不要给孩子挤乳头,以免弄巧成拙导致乳房感染发炎,细菌侵入,引起乳腺炎,甚至导致败血症,危及新生儿的生命。

23. 新生儿的手指为何掰不开

宝宝出生后,年轻的母亲发现孩子的双手老是握着拳头,握拳的样子又和成年人不一样,总是拇指和掌心贴在一起,而其他的四个指头压住拇指。不知是怎么回事,并且试图掰开宝宝的手,尤其是掰拇指,总要费点力气,以为宝宝有什么残疾,忙去找医生看。

其实,这是小儿大脑皮质发育尚不成熟,手部肌肉活动调节差的缘故,造成了屈手指的肌肉收缩占优势,而伸手指的肌肉相对无力,表现出来就是紧握两只拳头。年龄越小,这种现象越明显,这叫做"握持反射",属正常生理现象。随着婴儿的成长,待到了3~4个月,这种现象逐渐好转,一般6个月时基本消失。

婴儿手指掰不开是正常生理现象,作母亲的不要惊慌。

24. 新生儿呕吐怎么办

一般情况下,新生儿呕吐都是由于喂养不当引起的,可以采取以下应对措施。

(1)如母亲在孕期要注意乳房护理,有乳头凹陷者要逐渐将乳头提拉出来,以便于宝宝出生后吸奶;用奶瓶喂奶时要注意橡皮奶嘴孔眼不要过大,防止吸奶过急、过冲;喂奶次数不要过多或喂奶量过大。

(2)喂奶前不要让宝宝过于哭闹;不要吸吮带眼的假奶嘴;喂奶时要使奶瓶中的奶水充满奶嘴。做到这些可以防

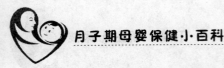

止宝宝胃内吸入过多的空气而致呕吐。

如果属于病理性的新生儿呕吐一般表现为呕吐物中有大量凝固的带酸味的奶汁,一喷很远,甚至从鼻孔往外呛奶,孩子一天天消瘦下来,可能是胃的幽门痉挛或者先天性幽门肥大性狭窄。此时需要尽快带宝宝到医院检查治疗。

因新生儿呕吐一般都是生理性的,所以对于新生儿呕吐按前面方法做,一般就能解决。

25. 什么是新生儿生理性黄疸

由于新生儿胆红素的特点,50%～60%的足月儿和80%的早产儿出现生理性黄疸,其特点为:①一般情况良好。②足月儿生后2～3天出现黄疸,4～5天达高峰,5～7天消退,但最迟不超过2周;早产儿黄疸多于生后3～5天出现,5～7天达高峰,7～9天消退,最长可延迟到3～4周。③每日血清胆红素升高<85微摩/升(5毫克/分升)。

轻者黄疸可局限在面部、颈部和躯干,颜色呈浅黄色,重者可波及全身。除黄疸外,新生儿一般情况良好,吃奶、睡觉、大小便均正常。

26. 出现新生儿生理性黄疸的原因是什么

生理性黄疸是新生儿的正常生理现象,是由于血清未结合胆红素增多所致。新生儿出生后,开始自主呼吸,肺循环建立,有充分的氧气供应后,体内过多的红细胞开始被破坏,血红蛋白被分解后产生大量未结合胆红素,因新生儿的肝酶尚未成熟,未结合胆红素不能经肝脏代谢而排出体外,在体内越积越多,从而使皮肤、黏膜等组织黄染。随着红细胞破坏的减少和肝酶的成熟,未结合胆红素逐渐被代谢并通过肠道和泌尿道排出体外,黄疸也逐渐减轻并消失。

生理性黄疸不需特殊处理。早产儿生理性黄疸消退较慢,感染和缺氧也可使黄疸延迟消退,必要时可照蓝光。

27. 新生儿为何爱放屁

放屁多的现象在新生儿期非常常见。这是因为新生儿胃肠发育不成熟,造成各阶段肠道蠕动不协调,引起胃肠胀气,排气多,放屁多,并频繁出现不明原因的哭闹。这是宝宝发育中常见的问题,父母不必担心。

28. 宝宝腹胀的原因有哪些

一般来说,小宝宝的肚子本来就会比成人大,看起来鼓鼓胀胀的,那是因为孩子的腹壁肌肉尚未发育成熟,却要容纳和成年人同样多的内脏器官造成的。在腹肌没有足够力量承担的情况下,腹部会因此显得比较突起,特别是宝宝被抱着的时候,腹部会显得突出下垂。此外,婴儿的身体前后是呈圆形的,不像大人那样略呈扁平状,这也是看起来肚子胀的原因之一。

除了前述的原因以外,造成宝宝比大人更容易胀气的常见因素,包括下面几个方面。

(1)宝宝进食、吸吮太急促而使腹中吸入了空气,尤其是当宝宝饿得太久才喂牛奶的时候。

(2)奶瓶的奶嘴孔大小不适当,造成空气通过奶嘴的缝隙而进入宝宝体内。

(3)宝宝过度哭闹,换气时吞入大量的空气。

(4)吸入的奶水或其他食物,在消化道内通过肠内菌和其他消化酶作用而发酵,产生大量的气体。

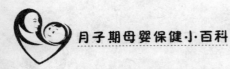

29. 如何预防宝宝胀气

（1）尽量不要让宝宝哭泣。当宝宝哭的时候很容易胀气。遇到这种情况，爸爸妈妈应该多给予安慰，或是拥抱他，通过调整他的情绪来避免胀气的加重程度。

（2）不要让宝宝饿得太久后才喂奶。宝宝饿的时间太长，吸吮时就会过于急促而吞入大量的空气。所以要按时给宝宝喂奶，并且在喂食后促使宝宝适当排气。

（3）多给宝宝的腹部进行按摩，这样有助于肠胃蠕动和气体排出，以改善消化吸收的情况。

（4）哺乳时，应当注意让奶水充满奶嘴的前端，不要有斜面，以免让宝宝吸入空气。

（5）新妈妈应暂时停止食用容易在消化道内发酵并产生气体的食物，如甘薯、苹果、甜瓜等。

二、精心护理新生儿

1. 怎样布置宝宝居室

（1）保持环境安静：新生儿的居室应尽可能地减少客人来访频率，避免成年人的大声喧哗，以便产妇和宝宝得到良好的休息。婴儿也不宜长期处于嘈杂、吵闹的环境中，这会让他情绪会变坏，严重的会影响食欲和睡眠。

（2）保持良好的通风：很多家长因天冷不肯开门窗、天热又整日开空调。如若长时间空气不流通，房间内二氧化碳浓度高、缺乏负离子，加上室内、外温差大，孩子则易患伤风感冒，以及反复发生呼吸道感染。所以，婴儿居室要经常开窗通风、定时换气，使室内空气保持鲜氧循环。

（3）不要养植隐患花草：植物可以用来洁净空气，然而不少品种的花草却会影响到宝宝的健康。一些花草浓烈的香味会减退宝宝的嗅觉和食欲，甚至引起头痛、恶心、呕吐。而有些植物与宝宝接触后，容易引起皮肤过敏。所以，家长如果想要放置一些花草时，务必要先了解清楚该花草是否含有对宝宝健康有害的物质，以免适得其反。

（4）不要铺毛制地毯：目前市场上销售的地毯多为羊毛及化纤制品，且容易藏灰滋菌。宝宝皮肤娇嫩，长期接触这类物质，容易形成皮炎。

（5）保持合适的温度和湿度：新生儿的居室温度在出生第一周可达 24℃，以后逐日降低，到满月时室温控制在 18℃

即可。且应保持昼夜恒温,不可忽冷忽热,使新生儿难以适应。湿度尽量保持在 50% 左右,而婴儿起居室则只需保持在常温 18℃～22℃即可。

(6)保持清洁卫生:宝宝的房间要应经常用湿布擦拭家具、地板,保持室内湿度,以防灰尘吸入婴儿肺部。

(7)色彩应该丰富,色调应该天然:4 个月后的宝宝已不满足于整天躺在床上了,喜欢环视周围环境、触摸和抓握玩具,因此可以把他周围的环境布置得丰富多彩些。墙上贴上色彩鲜艳的图案,挂些可爱的小动物玩具,有条件的家庭还可以将宝宝的许多照片制作起来贴在墙上,增加宝宝乐趣。

色调以浅色、暖色调为主,有助于培养宝宝活泼开朗的性格。幼儿的寝具可选用鲜艳的卡通图案,可使宝宝保持愉快的心情。窗帘最好选用可以透一点光的布料,让柔和的阳光笼罩宝宝的房间。

(8)安全为主:到了 10 个月以后的婴儿已经学会爬、坐、扶站。一旦能自由活动,好奇心则会驱使他们四处探索,让父母防不胜防,所以宝宝居室的安全显得尤其重要。如地面可铺上爬行垫、家具一定要固定好、桌椅和床要远离窗、床栏,应坚固且高度要超过婴儿胸部等。

2. 新生宝宝的寝具如何选择

(1)婴儿床:婴儿需要一张独立的婴儿床,最好是木制的,检查一下床身是否光滑,有无裂缝,适用无毒无害的油漆,床栏的间隙要小,以免婴儿的头从中伸出。周围用棉布将床栏围起来,床垫需要厚一点,不能用枕头。

（2）衣物：给未出生的宝宝挑选衣物是一件充满快乐的事，由于婴儿的皮肤娇嫩，选择天然纤维的衣物，如纯棉和羊毛。颜色可以选粉红、淡蓝、米黄、或白色的连衣裙。

（3）尿布：可以选抛弃式棉质尿布或合格的纸尿裤

（4）褥子：人们往往认为睡在软绵绵的东西上舒服些。其实，婴儿睡在硬点的东西上，反而能够睡熟。比起用新棉花做的厚褥子，还是用旧棉花做的薄一些的褥子更好些。有两床褥子可以替换晾晒。褥子以宽70厘米、长120厘米左右较为适当。

（5）被子、贴身被子：被子要轻，保温性要好，以膨松棉为主较佳。被子要宽些，比褥子稍稍长些。贴身的被子要求吸水性好，柔软，所以最好还是布质的。

（6）床单：床单一般用棉织品的较好。防水床单透湿性不好，最好不用。也可以用棉布做一个吸湿性好的床垫，铺在褥子和床单之间。

（7）婴儿毛毯、罩单类：婴儿毛毯应选择既轻质量又好的。新的时候因婴儿呼吸时易把毛毯的毛吸入，所以必须做罩单或缝上一个大些的被头。被褥和枕头的罩单，以白的棉织品为佳。被褥类通常不易洗涤，所以要用罩单来保持清洁。

婴儿用的枕头，也以用浴巾或是棉织品的罩单为佳。

3. 新生宝宝的家庭护理要求是什么

（1）预防感染：尽量减少探视人数。尤其对脐带及皮肤的护理脐带，脱落前不可将新生儿放入水中洗澡。室内保持空气流通新鲜，在保证室温的情况下做到定时开窗换气。在接触和护理小宝宝时先认真洗手，母亲如果患感冒，护理小宝宝时应戴口罩。大便后应清洗臀部，保持干燥，经常洗澡，尤应注意腋下、大腿根部等皮肤皱褶处皮肤清洁干燥。

（2）保暖：居室温度保持在 20℃～25℃，相对稳定，在冬春季节，居室太干燥，室内放盆水或放置加湿器，外出时注意天气，不要太冷、太热。

（3）哺乳：出生后即开奶，提早哺乳，有利于新生儿的营养补充，同时能促进母亲乳汁的分泌，增进母子肌肤相映，情感深远，母乳喂养不限时间，适时喂哺，什么时候想吃就什么时候喂，符合生理需要，最好喂到 4 个月后适时添加辅助食品，逐渐改为混合喂养，以满足生长发育的需要。

（4）用药：各种药物进入人体后，一般经过肝脏解毒，通过肾脏排泄。宝宝肝肾功能不完善，用药应极其慎重，若必须用药，一定要在儿科医师指导下，严格按规定计量应用。

4. 新生宝宝能趴着睡吗

刚出生不久的宝宝颈部肌肉长得不结实，自己还不能抬头，所以，最好还是不要采用趴着睡的姿势，以免床铺捂堵或漾奶导致新生儿窒息。

另外，趴着睡易使宝宝胸部受压，妨碍肺脏的正常功能，影响二氧化碳的排出和氧气的吸入，同时也影响心脏的正常功能。宝宝的骨头比较软，很容易受外力的作用而发生变形。长期下来，胸部可能会由于长期受压而变形，面部也可因长期受压而不端正或两侧脸蛋不对称等。所以，宝宝不宜趴着睡。

5. 新生宝宝宜采用什么样的睡眠姿势好

新生儿除了吃奶以外，大部分时间都是在睡眠中度过的，年轻的爸爸妈妈都希望自己的小宝宝有很好的睡眠质量，其实宝宝的睡眠好坏与他的睡眠姿势密不可分。我们知道，人的睡眠姿势有3种，仰卧、侧卧和俯卧，细心的妈妈会发现将较大的宝宝仰卧放在床上，不一会儿他会通过翻身变成俯卧的姿势睡觉，说明他对这个睡姿感到很舒服。那么婴儿究竟采用哪种睡眠姿态最好呢？下面介绍一下各种睡姿的特点。

(1)仰卧睡姿：一般父母都习惯于让婴儿采用仰卧的睡姿，仰卧时便于父母直接观察婴儿脸部的表情，婴儿的后脑勺睡成扁平，形成所谓的"方头大脸"。仰卧时婴儿的内脏器官受到压力较小，宝宝的四肢能够自由地活动。仰卧的缺点：①对宝宝的呼吸不利，由于重力的关系，喉部会阻挡呼吸气流自由进出气管口，一旦气流阻力增大，宝宝在仰睡时呼吸就会有杂音(鼾音)，造成呼吸困难，对原本呼吸就不顺畅的婴幼儿不合适。②宝宝容易发生呕吐，由胃反流到食管的食物吐出后，会聚积在宝宝的咽喉处，不易由口排出，较易呛入气管及肺内，发生危险。③宝宝身体较脆弱的一面暴露在外，容易着凉，心理上也有不安全感，不易熟睡。

(2)侧卧睡姿：让婴儿侧卧最好采用右侧位，这样可以避免心脏受压，也可以预防吐奶，特别是刚吃完奶后更应让宝宝右侧卧，有利于胃内食物顺利进入肠道，即使发生溢奶也不会引起窒息。侧卧的缺点：①如果总是侧睡，容易发生脸部两侧发育不对称，以及歪扁头，也有可能造成斜视。

②宝宝不容易维持侧卧的姿态。③左侧卧容易引起呕吐或溢奶。

(3)俯卧睡姿:在新生儿吮奶前,空腹时可以俯卧,头部侧向左或右边,不用枕头,将其两臂伸开,背部朝上,胸腹朝下。俯卧的缺点:①父母不容易观察宝宝的肤色和表情。②易造成婴儿的口水外流。③口鼻容易被被褥等外物阻挡而造成呼吸困难。④婴儿的四肢活动不方便。俯卧时,家人要在旁边照看,以免发生意外。

婴儿的3种睡姿各有长短,年轻的爸爸妈妈该做何选择,实在是令人头疼的问题。根据专家的建议,对婴儿的睡姿,特别是1岁以内的要仰卧、俯卧、侧卧3种姿势交替睡,每天不能总固定一个姿势。如果不能随时有人在旁照料,以仰卧为主,有人照料时以俯卧为主,当宝宝生病(如感冒、发热)时,体力肌肉会变弱,最好还是采用仰睡姿势。父母要根据自己孩子的特点和不同的情况,交替选择适合宝宝的睡眠姿势,同时还要为宝宝创造良好的睡眠环境,播放一些轻柔舒缓的音乐,注意从小就培养宝宝良好的睡眠习惯。这样在抚育宝宝的过程中,您会觉得很轻松,宝宝也会很健康地成长。

6. 抱着宝宝睡好不好

抱睡不仅会让宝宝睡得不深,而且宝宝身体蜷曲在妈妈怀中,无法自由伸展,全身肌肉得不到休息,会影响睡眠质量;同时也不利于宝宝呼吸,从而影响正常新陈代谢;此外,容易让宝宝养成让人抱才睡的习惯,所以尽量不要抱着宝宝睡觉。

7. 新生宝宝睡觉要不要包裹捆住

婴儿一出世,大人就用布单或被子将其紧紧包裹起来;除了脑袋以外,手、脚、躯干都紧紧地包在其中,外面还要用带子捆住。就连有些医院的产房也如此。这就是世代相传的护理方法"蜡烛包"。据说这样不仅可保暖还可扳直手脚,避免"罗圈腿"。实际上这是不科学的。胎儿在母亲的子宫内四肢呈屈曲状态,出生后这种姿势还需要维持一段时间,如突然用包裹、捆绑的方法去改变这种姿势,会给婴儿带来很大的不适应,影响婴儿的自由活动,从而妨碍其正常的生长发育,也容易造成婴儿腋下、腹股沟、臀部等处的皮肤糜烂。有的专家认为,这种包裹法还会影响婴儿肺部的呼吸,影响胸廓发育,是导致肺部感染的因素之一。至于"罗圈腿"和"X"形腿,现已证实,完全是由于后天喂养不当和疾病等因素引起的,如佝偻病所造成的骨骼变形,并不是"蜡烛包"所能解决的。相反,"蜡烛包"可诱发髋关节脱位等意外。应该摒弃"蜡烛包",代之以宽大、松软的婴儿服。

8. 宝宝与妈妈同睡一个被窝有哪些害处

有的妈妈习惯于与宝宝同睡一个被窝,其实,这种做法很不卫生,对宝宝是有害的。

妈妈搂着新生儿睡觉时,妈妈和宝宝都得不到很好地休息,不利于消除疲劳和身体健康。一旦妈妈患了感冒、肺结核或皮肤病,由于新生儿的免疫力和抵抗力都很低弱,就很容易通过呼吸、皮肤接触传染给新生儿。妈妈活动范围广,携带各种病菌的机会就多,若妈妈和新生儿同睡一个被窝,容易将病菌传染给他们。

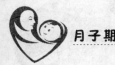

此外,妈妈熟睡时,容易将手或被褥捂住新生儿口、鼻,导致其窒息,甚至死亡。母婴睡在一起时,婴儿一哭,妈妈就会给奶吃,有时,婴儿含着乳头就睡着了,这样吃吃睡睡、睡睡吃吃,其结果不仅不利于母婴休息,而且对婴儿的消化也是不利的。为了母婴的健康,婴儿出生后应与妈妈分床睡。

9. 让新生宝宝含着乳头睡觉好不好

新生儿含着乳头睡觉容易发生窒息。这是因为新生儿吃奶后如果有溢乳或呕吐,由于口中含着乳头,乳汁或呕吐物不能吐出,只能反流至气管或肺内,造成急性窒息而死亡。

为了防止新生儿窒息,即使是冬季,妈妈给新生儿哺乳时,也一定要抱起来哺乳,喂后轻拍其背部,待空气吐出后再将新生儿置于右侧卧位。

10. 宝宝臀部红的原因是什么

(1)婴儿大小便后没有及时更换潮湿的尿布,尿液长时间的刺激皮肤。或者大便后没有及时清洗,其中的一些细菌使大小便中的尿素分解为氨类物质而刺激皮肤。

(2)尿布质地粗糙,带有深色染布或尿布洗涤不净,都会刺激臀部皮肤。

(3)由于腹泻造成的大便次数增多等。其临床表现为臀部、大腿内侧及外生殖器、会阴部等处皮肤初起发红,继而出现红点,以后融合成片,甚至造成皮肤糜烂、感染而发生败血症。

11. 如何护理婴儿臀部

婴儿常因臀红而烦躁、睡卧不安。其实,只要护理得当,臀红是完全可以预防的:①给宝宝勤换尿布,使用护肤柔湿巾擦拭,有效保护宝宝不得尿布疹。②尿布质地要柔软,以旧棉布为好,应用弱碱性肥皂洗涤,还要用热水洗涤干净,以免残留物刺激皮肤而导致臀红。③腹泻时应早治疗。④培养宝宝良好的大小便习惯。⑤臀部轻微发红时,可以用护臀膏。严重时要引起注意,每次清洗后暴露宝宝的臀部于空气或阳光下,或用红外线灯照射使局部皮肤干燥。

12. 如何给孩子洗臀部

每次换尿布时,都要彻底清洁婴儿的臀部,以免婴儿的臀部发红和疼痛。

(1)女婴清洁:新妈妈自己先洗手,然后把婴儿放到她的垫子上,解开衣服及尿布。如果用的是布尿布,用尿布干净的一角擦掉大部分粪便;如果是用纸尿布,打开尿布用纸巾擦去粪便,把纸巾扔到尿布上,然后举起宝宝的腿,在下面把尿布折好。

①用纸巾擦去粪便。然后用水或洁肤露浸湿棉花,擦洗小肚子各处,直至脐部。

②用一块干净棉花擦洗宝宝大腿根部所有皮肤褶皱里面,由上向下、由内向外擦。

③用一只手提起宝宝双腿,一只手置于臀下,清洁外阴部,注意要由前往后擦洗,防止肛门的细菌进入阴道。不要清洁阴唇里面。

④用干净的棉花清洁肛门,然后是臀部,从大腿向里至肛门处。洗毕即拿走纸尿布,在其前面用胶纸封好,扔进垃

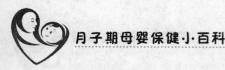

圾箱。妈妈洗净自己的手。

⑤用纸擦干臀部尿布区,并让臀部暴露于空气中。

⑥在外阴部四周、阴唇及肛门、臀部等处擦上防疹膏。

(2)男婴清洁:男婴的尿可以洒的到处都是,因此再次换尿布时要彻底清洁他的臀部。警惕发生臀部肿痛。新妈妈自己先洗手,把宝宝放在他的垫子上,解开他的衣服及尿布:如果用的是布尿布,用尿布干净的一角擦去臀部皮肤上的粪便;如果用纸尿布则解开胶纸。

①男婴常常就在解开尿布的时候撒尿,因此解开后仍将尿布停留在阴茎处几秒钟。

②打开尿布。用纸巾擦去粪便,扔到尿布上。然后在臀部上面折好尿布。用水或者清洁露弄湿棉花来擦洗,开始时先擦肚子,直到脐部。

③用干净棉花彻底清洁大腿根部及阴茎部的皮肤褶皱。由里往外顺着擦拭。当清洁睾丸下面时,用手指轻轻将睾丸往上托住。

④用干净棉花清洁婴儿会阴处,包括阴茎下面,因为那里可能有尿渍或大便。如果必要的话,可以用手指轻轻拿着他的阴茎,但不要拉扯他的阴茎皮肤。

⑤清洁阴茎,应由近心端向远心端方向擦拭。不要把包皮往上推,去清洁包皮下面,只是清洁阴茎本体。

⑥举起婴儿双腿,清洁肛门及臀部时,一只手指放在两踝中间轻轻上提,清洗大腿根部。清洗完毕即除去尿布。

⑦擦拭新妈妈自己的手,然后用纸巾擦干婴儿的尿布区。如果他患有红屁股,让他光着屁股踢一会脚,预备些纸巾,待撒尿时用。

13. 怎样为宝宝剪指甲

剪指甲方法,母亲一只手的拇指和食指牢固的握住小儿的手指,另一只手持剪刀从边缘的一端沿着指甲的自然弯曲轻轻的转动剪刀,将指甲剪下,切不可使剪刀紧贴到指甲的尖处,以防剪掉指甲下的嫩肉而伤及手指。剪好后检查一下有无方角及尖刺,若有应剪整齐。

剪指甲的时间应该选择在哺乳过程中或小儿深睡时。

如果不慎误伤了宝宝手指,应尽快用消毒纱布或棉球压迫伤口直到流血停止,再涂一些抗生素软膏。

14. 给宝宝擦爽身粉好不好

在炎热的夏季,都喜欢在给宝宝洗浴后在外阴部、大腿内侧、下腹部、腋窝等处撒上爽身粉。医学专家根据大量的病理检查发现,约有75%的卵巢癌患者,其组织切片中可见到2微米左右的滑石粉粒子,这充分证实大多数卵巢癌患者都有会阴部接触滑石粉多年的历史。

爽身粉诱发卵巢癌,是因为痱子粉、去汗粉等的主要原料是滑石粉,而滑石粉是有氧化镁、氧化硅、硅酸镁以结合形势组成的无机化合物。其中硅酸镁就是我们常说的石棉,它是一种容易诱发癌症的物质。

女性盆腔内的脏器与外界相通,尤其是内生殖器与外界相通。女婴生殖道短,擦在外阴、大腿内侧、下腹部等处的爽身粉甚至环境中的粉尘微粒,都可通过外阴、阴道、宫颈、宫腔及开放的输卵管进入腹腔,并附着积聚在输卵管、卵巢表面,刺激卵巢上皮细胞增生,这种长期慢性反复刺激便可诱发卵巢癌。

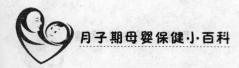

15. 怎样给宝宝洗澡

常为宝宝洗澡可使宝宝的皮肤清洁又舒适,还能促进宝宝血液循环,增进皮肤代谢,也有利于爸爸妈妈观察宝宝的全身情况。

洗澡前,爸爸妈妈应该先做好如下准备。

(1)物品的准备:浴盆、衣服、尿布、浴巾、小面巾、纱布、婴儿皂、小梳子、塑料网篮。

(2)环境的准备:在桌上或床上铺上干净的大浴巾,洗澡前后妈妈可以把宝宝放在上面。右手腕测试水温,感觉水温不烫手为宜。把洗澡的小物品放在浴盆一侧。把室温调节在 25℃～28℃,注意光线要好,方便观察宝宝。

(3)宝宝的准备:在哺乳前或哺乳后 1 小时进行,防止宝宝溢奶或呕吐。一切准备就绪,开始为宝宝洗澡。

(4)洗澡方法

①将宝宝放在浴巾上,脱去外衣,用浴巾包裹全身。

②擦洗面部,将纱布两次对折,放入浴盆浸湿,绞干。用纱布一个面擦拭额部,另一面擦拭鼻部。再将纱布在浴盆中稍加揉搓、绞干,分别用对折后纱布的四个面擦拭面颊、上唇、下唇和耳郭。

③擦洗头部,左手托住宝宝的颈部,左臂及腋部将宝宝固定,右手揉擦肥皂。用蘸满肥皂的右手擦洗婴儿的头部、后颈及耳后。最后用清水冲净,并用毛巾擦干头发(此时很多宝宝会紧张不安,有的甚至会呀呀哭几声,爸爸妈妈不要因此而紧张,因为宝宝很快会恢复安静,开始享受清洗的快乐)。

④铺开大浴巾,把宝宝放在大浴巾上,为她脱去内衣和尿布。

⑤半抱住宝宝,左腕托住宝宝前胸,左手握住宝宝的右肩和右腋下,右手托起宝宝臀部,将她轻轻放入浴盆中。

⑥松开右手,用小毛巾淋湿全身,右手揉搓肥皂、将蘸满肥皂的右手,擦拭宝宝的后颈、背部。再用右手托住宝宝的右肩和背部,左手放松依次擦洗颈下、前胸、腹、腋下、臂、手、腿、脚。

⑦抱出宝宝放在大浴巾中,迅速包裹好,并擦干水分。

⑧如果宝宝的头皮有皮质结痂,可以用棉签蘸润肤油,轻轻把结痂浸润,待次日用小梳子轻轻梳出结痂后再清洗。切不可用力剥除,以防出血。

⑨将小棉签蘸润肤油,轻轻捏住宝宝的小鸡鸡,把包皮往后推,显露尿道口,用棉签做环形擦拭。如果是女宝宝,则将阴唇分开。用蘸润肤油的棉签由上至下轻轻擦拭分泌物。

⑩在宝宝的腋窝、腹股沟等皱褶处扑上爽身粉。

16. 宝宝囟门异常有哪些情况

(1)囟门鼓起:前囟门原本是平的,如果突然鼓起,尤其是在宝宝闹时,并且用手摸上去有紧绷绷的感觉,同时伴有发热、呕吐,甚至抽搐,说明宝宝颅内压力升高。通常,颅内压力增高是由于颅内感染所引起,宝宝可能是患上了各种脑膜炎、脑炎等疾病。

如果宝宝的前囟门逐渐变得饱满,可能是颅内长了肿瘤,或是硬膜下有积液、积脓、积血等。

长时间服用大剂量的鱼肝油、维生素 A 或四环素,可使宝宝的前囟门出现饱满。

(2)囟门凹陷下去:最多见于宝宝的身体内缺水,如腹泻后没有及时补充水分,前囟门由此凹陷下去。这种情况下,需要马上为宝宝补充液体。为了降低颅内压,使用了大量的脱水药,从而使前囟门因脱水而凹陷。应该及时给宝宝的身体补充水分,以防脱水过度造成体内代谢紊乱。

营养不良、消瘦的宝宝,他们的前囟门也经常表现出凹陷现象。

(3)囟门早闭:宝宝囟门早闭时,必须测量其头围大小。如果头围太小低于正常值,可能是脑发育不良。有些身体正常的宝宝,在 5~6 个月时,前囟门也仅剩下指尖大小,似乎要关闭了,其实并未骨化,应请医生鉴别。

(4)囟门迟闭:囟门迟闭,主要是指宝宝已经过了 18 个月,但前囟门还未关闭,多见于佝偻病、呆小病。

囟门迟闭,有少数是脑积水或其他原因所致的颅内压增高引起,应去医院做进一步检查。

(5)囟门过大:囟门过大,一般是指宝宝出生后不久,前囟门就达到 4~5 厘米大小。囟门过大,首先的可能是宝宝存在着先天性脑积水,其次也可能是先天性佝偻病所致。

先天性脑积水的宝宝在出生时,经过产道时头颅受挤,因此,在刚出生时囟门并不大,但在出生后,前囟门就会逐渐大了起来。

先天性佝偻病的宝宝出生后,不但前囟门大,而且后囟门也大,正中的一条骨缝也较宽,将前后两个囟门连通。

(6)囟门过小:囟门过小,主要是指囟门仅手指尖大,这样的宝宝很可能存在着头小畸形。囟门过小,也可能是颅骨早闭所造成,特别是矢状缝早闭,会使宝宝的头颅变长、变窄,形成并称为舟状畸形的头颅,及枕部凸出、前额宽,前囟小或摸不到。宝宝囟门过小时,要定期测量头围,即观察在满月前头围的增长速度,并与正常的宝宝比较,观察是否有明显落后。

如果宝宝头围的发育尚且正常,并在随访3～4个月后还能继续保持,即使囟门偏小些,也不会影响大脑的发育。

17. 怎样为宝宝挑选纸尿裤

首先要注意到尺寸的问题。目前市面上各种规格的相当完备,甚至还有专为男宝宝、女宝宝设计的颜色。除了尺寸及款式上的挑选,还要注意一些贴身、贴心的小细节。比如,一定要选吸收性强、吸收快的。吸收性强,可以减少更换频率;吸收快,可以减少尿液与皮肤接触的时间。

另外,纸尿裤表层的材质也要挑选干爽而不回渗的,这样可让睡觉中的宝宝不被湿的尿布弄得无法睡安稳。

还有就是要透气好、不闷热的。纸尿裤如果透气不好很容易导致尿布疹,而且使局部温度过高,会影响男婴的睾丸发育。

18. 使用纸尿裤需要注意什么

(1)不要长时间使用:不要24小时不停地使用纸尿裤。需定时让宝宝的小屁股在空气中凉一凉,晒晒太阳,在不外出的情况下,家长要尽量让孩子使用尿布。

(2)适时更换:孩子使用纸尿裤时,最好做到勤换、勤看。不要让宝宝的小屁股经常处在一个潮湿的环境,影响宝宝的健康成长。而且,换纸尿裤时要用湿巾擦一下孩子的屁股,并涂抹一些爽身粉,以保持皮肤干燥。

(3)纸尿裤接头要粘牢:这是很重要的。如果你使用了婴儿护理产品,如油、粉或沐浴露等,则更要特别注意。这些东西可能会触及接头,使其附着力降低。在固定纸尿裤时,还要保证你的手指干燥和清洁。

(4)夏季要减少用量:夏季高热潮湿,宝宝容易发生尿布疹,不适合经常穿着纸尿裤。要勤洗澡,多翻身。

19. 如何正确清洗宝宝的尿布

宝宝的尿布一定要是纯棉制品。首先每次换下来的尿布应存放在固定的盆或桶中,不要随地乱扔。只有尿液的尿布可以先用清水漂洗干净后,再用开水烫一下。如果尿布上有粪便,先用专用刷子将它去除,然后放进清水中,用中性的肥皂进行清洗,再用清水多冲洗几遍。为了保持尿布的清洁柔软,所有的尿布洗净后,都应用开水浸烫消毒。

尿布晾干时,最好能在日光照射下好好地晒一晒,达到除菌的目的。但天气不好时可在室内晾干,或用熨斗烫干,也可以达到消毒的目的,又可以去掉湿气,宝宝使用后会感到舒服。

洗干净的尿布要叠放整齐,按种类放在一起,随时备用。也要注意防尘和防潮。

20. 如何更换纸尿裤

①让宝宝平躺在床,将隔尿垫置其身下。②抬高并固定宝宝双腿,将臀部擦拭干净。③抬高宝宝臀部,涂抹软膏或凡士林油。④将纸尿裤有胶带部分朝向腰部,垫于臀部下方。⑤包起纸尿裤。⑥将纸尿裤上缘内折,露出脐带。⑦食指放入腰间试探松紧。

21. 新生儿的正确抱法是怎样的

新生儿的身体柔软娇嫩,尤其是头颈部力量非常小。抱软乎乎挺不起脖子的婴儿相当困难。抱婴儿的方法大都采用手托法和腕抱法两种。

(1)用左手托住婴儿的背、脖子、头,右手托住孩子的屁股和腰部。

(2)轻轻地将孩子的头放在左胳膊弯中。正小臂护孩子的头,左腕和左手护背和腰部。有小臂护孩子的腿部,右手护孩子的臀部和腰部。新生儿的脖子软,挺不起来。用这种方法抱,手和手腕牢牢地支撑住孩子的脑袋,孩子的脑袋不致于前顾后仰。

22. 怎样给新生儿穿衣服与脱衣服

给小宝宝穿衣、脱衣时,一定要让宝宝仰面躺在垫子或毛巾上,等宝宝到 4 个月大后,能稍微控制自己的脑袋了,可以把宝宝放置在大人的大腿上穿、脱衣服。

穿、脱衣服时动作要轻柔,不要留指甲,避免在接触时伤害到宝宝,先按上衣、裤子、袜子、鞋子的顺序穿戴,再用小毛毯或小棉被包裹宝宝,要保证宝宝的双腿有足够大的活动空间。

(1)穿上衣：先将衣服平放在床上,让新生儿平躺在衣服上,先给宝宝一些信号,比如抚摸他的皮肤,和他轻轻地说话,主要是为了让宝宝放松。将新生儿的一只胳膊轻轻地抬起来,先向上再向外侧伸入袖子中,将身子下面的衣服向对侧稍稍拉平。抬起另一只胳膊,使肘关节稍稍弯曲,将小手伸向袖子中,并将小手拉出来,再将衣服带子结好就可以了。

(2)穿裤子：大人将手从裤脚管中伸入,拉住新生儿的小脚,将裤子向上提,即可将裤子穿上了。

(3)连体衣：先将连体衣纽扣全部解开,平放到床上,先穿裤腿,再用穿上衣的方法将手穿入袖子中,然后扣上所有的纽扣即可。

23. 新生儿脐带如何护理

宝宝出生后,一般2周左右脐带才会脱落。在脐带脱落之前,爸爸妈妈必须帮宝宝做好脐带清洁,以避免感染。

脐带的护理需要每天一次,家长可以每天给宝宝洗完澡后,做脐带的护理。

(1)在帮宝宝清洁脐带之前,应先洗手。

(2)取出无菌棉花棒,滴上浓度为75%的酒精,棉棒上的棉花要浸湿完全。

(3)以画圈的方式,从肚脐根部由内向外擦拭(不要反复擦拭),消毒脐带。

(4)等待约30秒后,再用浓度为95%的酒精以同样的方式擦拭,使脐带干燥。

24. 怎样护理新生宝宝的眼、耳、口、鼻

小宝宝出世不久,年轻的爸爸妈妈在照料、护理孩子时,会碰到许多问题。如有的小儿眼角会发红,有的睡醒后眼内很多眼屎,有的因鼻腔内分泌物塞住鼻孔而影响呼吸等。

胎儿在娩出过程中,要经过母亲的产道。产道中存在着某些细菌,新生儿出生时,眼睛可能会被细菌污染,引起眼角发炎。所以,当孩子出生后,要注意眼睛周围皮肤的清洁。每天可用药棉浸生理食盐水替小儿拭洗眼角一次,由里向外,切不可用手拭抹。如发现眼屎多或眼睛发红,待揩净后用氯霉素眼药水滴治,每天3～4次,每次1滴。

遇到小儿的鼻腔内分泌物较多,清洁时要注意安全,千万不能用发夹、火柴棍挑挖,以免触伤鼻黏膜。如鼻屎在鼻孔口,一般都能拉出,但动作要轻柔。如鼻屎近于鼻腔中部,可先用棉签蘸点温水湿润一下,然后用棉签轻轻卷出。

有的父母喜欢经常用布给小婴儿揩洗口腔,这样做是不好的,因为小婴儿的口腔黏膜娇嫩,很容易引起破损而造成感染。正确的做法应在两次喂奶之间,喂几口温开水即可。

至于耳朵内的分泌物是不需要清理的,只要洗脸时注意耳后及耳外部的清洁就可以了。保持五官的清洁,同样有利于小儿的健康,每个家长都应该重视。

25. 怎样给宝宝洗头

给婴儿洗头时,要先用前臂将婴儿臀部夹在自己的左腰部,婴儿面部朝上,用左手托住婴儿的头部。为防止水流

入婴儿耳内,可用拇指及中指从耳后向前推压耳轮,以便将其孔堵住。用右手给婴儿在头发上涂抹婴儿香皂或洗发精。

婴儿头部皮肤很细嫩,皮脂较少。给婴儿洗头时动作要轻,用指肚一点点地揉搓头皮,不要用手指甲使劲地抓挠。

婴儿的毛发略显酸性。出汗时酸性加强。给婴儿洗头时应使用中性或弱碱性的洗发液、婴儿香皂或护发素。

1周内给婴儿洗1~2次头就可以了。洗得过勤,往往容易使婴儿毛发泛黄、发干,致使毛发又细又稀,甚至还会出现脱落。

洗头时,还可做一些头皮按摩,这种按摩能够促使婴儿头部皮肤、皮脂、皮下组织发达,加速血液循环,达到保护头发和促进其生长的目的。按摩时要从发根一直按摩,手力要大小适宜,不宜过重。每次按摩5~10分钟,不洗头时做头皮按摩也是再好不过了。

26. 怎样给宝宝测体温

给宝宝试体温并不容易,这里面是有技巧和学问的。

(1)试体温可在3个部位,即腋下、口腔和肛门。其中以腋下最为方便和安全。

(2)婴幼儿正常体温在37℃以下,腋下体温较口腔体温低0.3℃~0.5℃,口腔温度高于37.5℃就是发热。37℃~38℃是低热,38℃~39℃是中度发热,39℃~41℃是高热,41℃以上为超高热。

(3)宝宝腋下有汗时,应用干毛巾将汗擦干后再进行测试,以防不准。

(4)宝宝刚喝完热水或刚活动过后不宜测试,应休息片刻,再测体温。

(5)试表之前,将表甩到 35℃ 以下,将水银头一方夹于腋下,要用胳膊夹紧。

(6)测试体温以 5～10 分钟为宜,时间不必过长。

(7)为宝宝测试体温时,要注意看管,既要准确测试,又要不损坏体温表。

27. 如何与宝宝交流

妈妈要保持自身心情愉悦,因为情感是可以传递给宝宝的。

宝宝一出生就具有了与人交往的能力,交往的第一个对象就是妈妈,妈妈和宝宝眼对眼的注视就是相互交往的开始。妈妈与宝宝的接触时间最多,可利用一切机会与宝宝交流。当妈妈在喂奶、换尿布或抱起宝宝时,要经常和他说话,并对他微笑,如"宝宝看看妈妈""宝宝吃奶""宝宝真乖"等。如果宝宝在吃奶时听到妈妈的谈话,就会停止吸吮或改变吸吮的速度,说明宝宝在听妈妈讲话。除了和宝宝谈话外,还可以和宝宝逗乐。妈妈可以摸摸宝宝的头,轻轻挠挠宝宝的小肚皮,以引起宝宝注意,并逗引他微笑。当婴儿微笑时,要给予夸奖,如"宝宝真能干!"同时妈妈还可以亲吻宝宝。新生儿还不会说话,与人交往的另一个很重要的方式就是哭,新生儿哭有很多原因,如饥饿、口渴、尿布湿、冷了、热了等,还有些睡前或睡醒时不明原因的哭闹。妈妈要细心分辨不同的哭声代表宝宝不同的需求,并给予满足。总之,父母要利用一切机会和小儿交往,使宝宝在和父母的交往中辨别不同人声、语意,辨认不同人脸、不同表

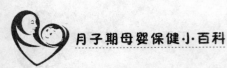

情,保持愉快的情绪。

28. 宝宝晚上睡觉要不要开灯

科学研究发现,任何人工光源都会产生一种微妙的光压力,这种光压力的长期存在,会使人、尤其是婴幼儿表现得躁动不安、情绪不宁,以致难于成眠。同时,宝宝久在灯光下睡觉,会影响网状激活系统,使他们每次睡眠的时间缩短,睡眠深度变浅而容易惊醒。此外,宝宝长久在灯光下睡眠,对孩子的视力发育不利;睡眠时熄灯,意义就在于使眼球和睫状肌获得充分的休息,长期暴露在灯光下睡觉,光线对眼睛的刺激会持续不断,眼球和睫状肌便不能得到充分的休息。这对于婴幼儿来说,极易造成视网膜的损害,影响其视力的正常发育。

29. 选购婴幼儿护肤品要注意什么

(1)选择婴儿护肤品,要注意地区差别:在南方一些地区,气候本身就很湿润,甚至可以不用护肤品;而在北方,气候干燥、风沙大,则要注意婴儿皮肤的保湿护理。

(2)婴幼儿护肤品有润肤露、润肤霜和润肤油 3 种类型:①润肤露。含有天然滋润成分,能有效滋润宝宝皮肤。②润肤霜。含有保湿因子,是秋冬季节宝宝最常使用的护肤品。③润肤油。含有天然矿物油,能够预防干裂,滋润皮肤的效果更强。

(3)选购婴儿护肤品的原则:①不含香料、酒精、无刺激,能保护皮肤水分平衡。②不宜经常更换宝宝的护肤品,以免皮肤过敏,产生不适症状。

(4)选用婴儿不容易打开或弄破包装的护肤品,以防其摄入有害物质。

30. 宝宝为何要慎用爽身粉

夏天,很多妈妈都喜欢在宝宝洗完澡后,给宝宝身上扑上一些爽身粉。虽然这样既可以吸汗,又能防止宝宝长痱子,但是为了宝宝安全,一定要慎用爽身粉!其原因有4个方面。

(1)可能造成铅吸收:爽身粉的主要成分滑石粉中含有不可分离的铅,铅进入婴儿体内不能很快被排泄,长期蓄积于人体时,就会危害神经、造血系统及消化系统,严重影响婴儿的智力和身体发育。

(2)可能造成粉末吸收:爽身粉含有氧化镁、硫酸镁,容易侵入呼吸道。如果吸入量多,侵入支气管破坏气管的纤毛运动,就会降低防御力,容易诱发呼吸道感染。

(3)不利于汗液排出:爽身粉剂容易吸水,吸水后形成颗粒状物质,导致皮肤发红糜烂。假如爽身粉扑在婴儿屁股上,尿湿后,就会阻塞汗腺,导致摩擦发红,甚至产生皮疹。建议为保持宝宝屁股的干爽,可以擦些护臀膏或熟麻油。尤其对皮肤皱褶处发红或尿布皮炎的新生儿,应用紫草油或其他消毒植物油、抗菌软膏等涂患处。

(4)可能诱发卵巢癌:由于爽身粉的颗粒很小,在女孩的腹部、臀部及大腿内侧等处涂擦时,粉尘极易通过外阴进入阴道深处,如果爽身粉中还含有致癌性强的石棉粉尘,更容易导致卵巢癌的发生。为了慎重起见,年轻的妈妈还是尽量不要用爽身粉为女孩扑下身。

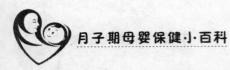

31. 为什么要进行新生儿抚触

（1）抚摸是宝宝的一种生理需要：宝宝期待你的爱抚。人类对于人体互相之间的接触和抚摸的需求，是一种特殊的需要，尤其是婴幼儿这种需求显得尤为强烈，医学上称之为"皮肤饥饿"。心理学研究表明，绝大多数心理健康的成年人，在幼年时与父母接触很多，关系密切；极少数心理异常的成年人，在幼年时都与父母接触甚少，关系疏远。

（2）抚摸是宝宝的一种心理需要：抚触，传递爱与关怀。抚触或按摩源于英语 Touch。在自然分娩的过程中，胎儿都接受了母亲产道收缩所带来的这一特殊的按摩。当宝宝出生后，父母给宝宝的按摩就把爱和关怀传递给宝宝，会使宝宝感受到无比的幸福和安全。新生儿抚触不仅能促进宝宝的健康成长，更能增进家人与宝宝的亲情交流。

（3）新生儿抚触可增强免疫力：新生儿系统的抚触，有利于宝宝的生长发育，增加免疫力，增进食物的吸收和利用，减少宝宝哭闹，增加睡眠，促进宝宝健康成长，同时能增进父母与宝宝之间的感情交流，为宝宝的成长营造一种温馨氛围，促进宝宝心理健康地成长。

32. 如何为新生儿抚触

（1）抚触前的准备：新生儿抚触前，房间内要温暖且安静，室温控制 28℃～30℃，播放一些柔和音乐；备好适量的润肤油、润肤露、爽身粉，以及干净的衣服；抚触的时间宜安排在婴儿沐浴之后，睡觉前，两次喂奶之间，婴儿不饥饿，不疲倦，不烦躁且清醒时进行。抚触时抚触者双手要干净、温暖、没有长指甲，且心情放松，充满爱意。

（2）抚触的步骤：抚触顺序应为前额→下颌→头部→胸部→腹部→上肢→下肢→背部→臀部。

①额部。两手拇指腹由前额中央向两侧推。

②下颌部。两手拇指指腹从下颌中央向两侧外上方滑动，划出一个微笑状。

③头部。两手食、中、无名指指腹从前额发际抚向脑后，最后停在耳后。

④胸部。双手食、中指指腹分别由胸部外下方向内侧上方交叉抚触。

⑤腹部。两手食、中指指腹依次按顺时针方向从右下腹经右上腹、左上腹抚触至左下腹，避开新生儿脐部。

⑥四肢。双手握住宝宝上臂，交替从近端向远端滑行达腕部，然后再重复滑行过程中节段性用力，挤压肢体肌肉，再从近至远进行抚触手掌、手背、再抚触每个手指，同法抚触下肢。

⑦背部。新生儿俯卧位，双手食、中、无名指指腹以脊柱为中点，向外侧滑行，从上到下，然后从上到下抚触脊柱两侧。

⑧臀部。双手食、中、无名指指腹从两臀的内侧向外侧做环行滑动。

33. 为新生儿抚触时的注意事项有哪些

抚触者抚触时将适量润肤油倒入掌心，然后轻轻地在新生儿的肌肤上滑动，开始动作轻，逐渐稍加压力，边抚触边与他进行感情交流，语言柔和。抚触时注意避开新生儿的乳腺及脐部；因新生儿的注意力不能长时间集中，所以每个抚触动作不能重复太多,以4~6次为宜,总时间为15分钟;抚触过程中要密切观察新生儿反应,若出现哭闹、肤色发生变化时应暂停。

34. 逗宝宝有哪些禁忌

(1)睡前忌逗笑:睡眠是大脑皮质抑制的过程,宝宝的神经系统尚未发育完全,一旦处于极度兴奋状态就很难控制。倘若在宝宝睡前与其嬉戏逗笑,宝宝的大脑就会处于兴奋状态,使其迟迟不肯睡觉,也会睡不安稳,甚至出现夜惊。

(2)用餐时忌逗笑:宝宝的咀嚼与吞咽功能发育还不完善,倘若在宝宝用餐时与之逗笑,不仅会使宝宝养成边吃边玩的坏习惯,还可能使食物误入气管,引起窒息,甚至发生意外。

(3)忌让宝宝过分大笑

①宝宝过分张口大笑,容易发生下颌关节脱臼,久而久之形成习惯性脱臼。

②过分逗笑,还有可能造成宝宝瞬间窒息、缺氧,引起暂时性脑贫血,有碍大脑正常发育,时间长了,还会使宝宝形成口吃和痴笑。

③过分大笑会使胸腹腔内压增高,有碍胸腹腔内脏器官的活动,有时引起婴儿腹痛。

(4)不要摇晃或抛起宝宝:宝宝的头颈发育不全,大力的摇晃或逗乐很容易伤到宝宝,甚至有生命危险。

因此,和小宝宝逗笑时不能过度,更不能逗得小宝宝笑声不绝。

35. 为何提倡宝宝睡觉用睡袋

很多母亲担心小儿睡眠时把被子蹬开而受凉,常常把孩子包得很紧,但这样做又不利于小儿的发育,婴儿睡袋可以很好地解决这个问题。它既可以给小儿提供一个舒适、宽松的生活环境,保暖性能又好,不会被小儿蹬开,解除了家长的后顾之忧,而且简便易做,因此,提倡给小婴儿用睡袋睡眠。

36. 婴儿为什么会打嗝

正常小儿与成年人一样在胸腔和腹腔之间有一层很薄的肌肉,称为"膈肌",它把胸腔和腹腔分隔开来,起到分隔和保护胸、腹腔器官的作用。与成年人不同的是,婴儿是以腹式呼吸为主,膈肌还是婴儿呼吸肌的一部分。当膈肌收缩时,胸腔扩,引起吸气动作;膈肌松弛时,胸腔容量减少,引起呼气动作。当婴儿吃奶过快或吸入冷空气时,都会使自主神经受到刺激,从而使膈肌发生突然的收缩,引起迅速吸气并发出"嗝"的一声,当有节律地发出此声音时,就是所谓的婴儿打嗝了。

37. 婴儿经常打嗝怎么办

婴幼儿常常因啼哭吃奶吞咽过急而致打嗝,轻者打嗝几分钟即可自行消失,重者会导致婴幼儿脸色发青、呼吸困难,以致影响睡眠。解除婴幼儿打嗝的巧妙方法有以下几种。

(1)当婴儿打嗝时,先将婴儿抱起来,轻轻地拍其背,喂点热水。

(2)将婴儿抱起,用一只手的食指尖在婴儿的嘴边或耳边轻轻地挠痒，一般到婴儿发出哭声，打嗝即会自然消失。因为嘴边的神经比较敏感，挠痒可以使神经放松，打嗝也就消失了。

（3）将婴儿抱起，刺激其足底使其啼哭，终止膈肌的突然收缩。

（4）不要在婴儿过度饥饿或哭得很凶时喂奶，也是避免宝宝打嗝的措施之一。

38. 给婴儿拍照能用闪光灯吗

闪光灯对宝宝眼睛的发育不好，特别是影楼的专业相机，闪光灯的强度比家用的强好多倍，因为闪光灯对眼睛是较强的光刺激，成年人本身可通过保护机制进行本能的自我防护，如缩瞳调节感光强弱、眼泪对光线产生折射等。而胎儿出生前生活在母体子宫里，像"暗室"一样，出生后对外界光线有一个逐步适应的过程，而现在宝宝的眼睛仍处于发育的过程，自我性的主动保护机制尚发育完善。当宝宝的眼睛被强光直射时，可使视网膜神经细胞发生化学变化，瞬目及瞳孔对光反射不灵敏，甚至导致失明。因此，尤其是6个月以内的宝宝，照相时要尽量应用自然光。

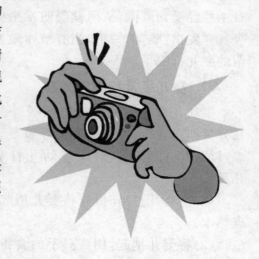

39. 能用妈妈的乳汁擦婴儿的面部吗

常见有一些年轻的母亲喜欢将自己的乳汁涂在婴儿的脸上,她们认为这样做会使婴儿面部的皮肤白嫩。其实,这种做法适得其反,对婴儿是有害的。

因为营养丰富的母乳是细菌生长的良好的培养基。新生儿皮肤娇嫩,血管丰富,若将乳汁涂在面部,繁殖的细菌进入毛孔后,皮肤就产生红晕,不久变成小疱而化脓;若不及时治疗,很快会破溃,日后将留下瘢痕,严重的甚至引起败血症而危及婴儿的生命。因此,年轻的母亲千万不要用乳汁涂擦孩子的面部。

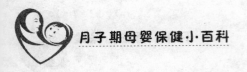

三、科学喂养新生儿

1. 母乳喂养的好处有哪些

(1)母乳是婴儿最理想的食物:它包含婴儿出生后4～6个月内生长发育所需的全部营养物质。如适合新生婴儿的蛋白质、脂肪、乳糖、食盐、钙、磷,足量的维生素,足够的铁等。

(2)不易感染疾病:来自母体的抗体可以增强婴儿的抗病能力,吃母乳的婴儿不易感染耳病、腹泻、食物过敏反应、百日咳、肺炎及其他呼吸系统疾病。从整体来讲,母乳喂养的婴儿比人工喂养的婴儿健康。

(3)有利于消化:母乳中的酶和其他物质既利于小儿消化,又利于营养物质的吸收,而配方奶尽管非常接近母乳成分,但母乳中的某些成分确实难以仿造,母乳与配方奶粉之间并非完全相同。

(4)廉价:母乳是不用花钱买的,只需要母亲每天多摄入500卡热能的食物。

(5)预防肥胖:母乳喂养可以防止以后的儿童期肥胖。

(6)无菌:母乳中没有细菌。

(7)温度适宜:母乳既不会太凉也不会太热,婴儿随时都可以吸允。

(8)减少产后出血:哺乳可以减少母亲产后出血,又利于子宫恢复,而且抑制排卵,延长生育时间,以后患卵巢癌的机会较少。

（9）利于智力发育：母乳中的某些物质是婴儿脑神经细胞发育所必需的，又利于智力发展。

（10）母乳增强母子感情：促进母子感情交流，增强母爱和亲情。

2. 早接触、早吸吮、早开奶的好处有哪些

早接触、早吸吮、早开奶，俗称"三早"。这是保障母乳喂养取得成功的正确步骤，也是近年来的新学说。

早接触，就是指新生儿出生后 30 分钟之内要与母亲进行皮肤接触，接触时间不少于 30 分钟，胎儿娩出后不适应较大的温度变化，小儿与母亲直接接触可保持皮肤的稳定，还可以感受到母亲的心跳，增加安全感，更重要的是这种接触可刺激乳汁的产生，增进母子间的感情。母亲怀抱小宝宝心情很愉快，也很放心。

早接触是个新事物，产妇要有心理准备，不要认为刚出生小儿脏，不愿意接受。产前应洗澡、保持卫生；待产过程中，护士要协助做好乳房护理，将乳头擦洗干净。在早接触过程中要注意给新生儿保暖，可盖一小毯子，有条件的地方可用红外辐射保温台。还要特别注意协助产妇抱好新生儿。

早吸吮，出生后 10～15 分钟新生儿就会自发地吸吮乳头。原来乳头是新生儿的视觉标志，小儿凭本能可以找到乳头并开始吸吮，有的新生儿吸得可带劲，可听到吧嗒吧嗒的声音。有人会问，又没有乳汁，吸什么呀？这时乳汁量虽然很少，而蛋白质，特别是免疫球蛋白的含量高，可减少新生儿患病，增强抵抗力。初乳对新生儿的益处是成熟的乳

汁所不能代替的。早吸吮的目的不但让新生儿得到些初乳,而且吸吮可以刺激产妇泌乳,刺激子宫收缩,减少子宫出血。

早开奶,是指生后 30 分钟再次让新生儿吸吮妈妈的乳头。

三早的关键要突出"早"字。对母婴的益处要抓住"早"才能体现出来。正可谓"机不可失,时不再来"。要做到三早,需要向产妇及家属进行宣教与指导,在医护人员和产妇的共同努力下做好三早。

3. 什么是初乳

一般把生后 4～5 天或 7 天以内的乳汁称作初乳,初乳呈黄白色,稀薄似水样,内含大量无机盐和蛋白质、乳糖和少量脂肪,最适合新生儿的消化要求,又能增强新生儿的抗病能力。

4. 初乳对新生儿有何好处

初乳是指产后 7 天内乳房开始分泌乳汁。虽然初乳量少,但对新生儿的健康是太珍贵了。初乳含有丰富的营养物质,其中较多的蛋白质和较少的脂肪特别适合于新生儿生长快、需要蛋白质多和消化脂肪能力弱的特点。初乳比以后的成熟乳含有更多的维生素和无机盐。由于含有大量的 β 胡萝卜素而呈黄色,看上去不像奶,却绝对干净卫生。有的老人误以为产后头几天的奶脏而丢弃,这是十分可惜的。

初乳不仅营养好,而且含有保护新生儿抵御疾病的物质,称之为"免疫物质"。如初乳中溶菌酶的含量比牛奶中的含量高数百倍,尤其是初乳中分泌型 IgA,不被胃酸和消化酶破坏,在肠道里能起到黏膜保护剂的作用,使新生儿免受肠道细菌的感染。所以,母乳喂养的新生儿时很少发生腹泻。有人说初乳是人生第一次获得的"免疫物质",看来并非言过其实。

5. 什么是正确的哺乳方法

第一次哺乳可在产后 30 分钟内进行。产妇如果感觉很疲倦,不妨让初生婴儿俯在你的身上吸吮乳汁。

坐着哺乳时,最好选用有靠背的椅子,脚下放一块 20 厘米的脚蹬,这样你就可以轻松许多。正确的哺乳方法:①托起婴儿的头,让他的小嘴靠近你的乳头,婴儿就会张大小嘴,准备含接乳头。②婴儿张大小嘴时,你立即用手托起乳房,将乳头放入婴儿口中。③婴儿完全含入乳头和大部分乳晕后,用他的两颌和舌头压乳晕下面的乳窦来"挤奶"。如果他只在乳头上吸吮,你会感到疼痛,他也吸吮不到乳汁,此时就应该变换姿势。④婴儿常常吃着吃着就睡着了,这时含着的乳头会自然滑脱出来,你也可用手指轻压婴儿下巴使空气进入他的口腔,乳头就会脱出口腔。

让宝宝打个嗝,婴儿的消化系统尚未发育成熟,在哺乳过程中又吞入过多气体,往往导致婴儿吃奶后吐奶。为了防止婴儿吐奶,要帮宝宝在进食之后打一个嗝。让宝宝俯卧在你的大腿上,轻轻抚摸他的背部,有助于他排出吞下的气体。让宝宝竖直靠在你的一侧肩膀上,并用手轻轻拍他的背部,直至宝宝打完嗝为止。大一点的婴儿可以让他坐在妈妈的腿上,用手轻轻拍他的背部,帮助他排出吞下的气体。

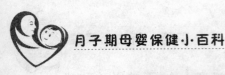
月子期母婴保健·小·百科

6. 如何判断宝宝吃饱了

刚做妈妈的人都不知道该喂宝宝多少奶,特别是晚上,小宝宝30分钟就要吃一次,吃一会儿就睡着,过不了多久又得吃。不知道是奶水不够还是宝宝有问题。那么,怎样才能判断宝宝吃的饱不饱呢?

(1)从乳房涨满的情况和新生儿下咽的声音判断:宝宝平均每吸吮2～3次可以听到下咽一口,如此连续约15分钟就可以说是宝宝吃饱了。如果光吸吮不咽或者咽得少,说明奶量不足。

(2)孩子吃奶后应该有满足感:如喂饱后他对你笑,或者不哭了,或马上安静入眠,说明孩子吃饱了。如果吃奶后还哭,或者吸着奶头不放,或者睡不到2小时就醒,都说明奶量不足。

(3)观察大小便次数:每天尿8～9次,大便4～5次,呈金黄色稠便;喂牛奶的新生儿其大便是淡黄色稠便,大便3～4次,不带水分。这些都可以说明奶量够了。如果不够的时候,尿量不多,大便少,呈绿稀便。

(4)看体重增减:体重增减最能说明问题的指标。足月新生儿头1个月每天增长25克体重,头1个月增加720～750克,第二个月增加600克。如果体重是减轻了,要么有病,要么喂养不当。乳汁不足或乳汁太稀导致营养不足是体重减轻的因素之一。

注意了这四点,就可以很容易的判断宝宝到底是吃的饱不饱了。

7. 怎样保证产后有足够的乳汁哺乳

乳汁的多少与它的产生和排出有关。乳汁的产生是通过泌乳反射来完成的。在脑底部的脑下垂体前叶分泌一种叫母乳素,可使乳房的腺体细胞分泌乳汁。婴儿的吸吮,刺激乳房的神经末梢,这个刺激传到脑下垂体的前叶,产生泌乳素,经过血液输送到乳房,使乳腺细胞分泌乳汁。吸吮的次数越多,乳房排空得越好。相反,如果不吸吮乳头,乳房就停止泌乳。所以乳房是一个勤奋的供需器官,需要的越多,供给的就越多。产后为了有足够的乳汁,还需做到如下几点。

(1)母亲要有自信心,精神愉快,放松,不急躁。

(2)按科学的方法哺喂,产后及早开奶,按婴儿的需要随时喂奶,喂奶姿势要正确。

(3)母亲在喂奶期间应保证足够的营养和合理平衡的膳食,不挑食不偏食,多喝汤水等;按孩子的生活规律,尽快与之同步,孩子睡,妈妈也睡,孩子醒了,就做喂奶的护理,尽量保证休息好。

在喂奶的过程中,妈妈难免受到环境、情绪的影响,有时奶量会减少,这叫"暂时母乳不足"。只要坚持母乳喂养,让孩子勤吸吮,很快奶水又会多起来的。

8. 如何防止新生儿吐奶

(1)在每次喂奶后把宝宝竖起来放在肩上轻轻拍背,直到宝宝打嗝以后才能躺下,可以减少吐奶。

(2)2个月以内的宝宝,一般不用枕头,但最好床垫是倾斜15°的,头高脚低。若宝宝的床无法倾斜,可在头下垫一块折叠的毛巾,放下时头偏向一侧,以免吐奶时奶水呛到肺里。

(3)防止吃奶时吸入空气。在喂奶时,要让孩子的嘴裹住整个乳头,不要留有空隙,以防空气乘虚而入。用奶瓶喂时,还应让奶汁完全充满奶嘴,不要怕奶太冲而只充满奶嘴的一半,这样就容易吸进空气。

(4)有种"低溢奶"型的奶粉,它比一般的牛奶要黏稠一点,可以减少吐奶的情况。

(5)喂完奶后,抱起和放下宝宝时动作要轻,不可用力摇晃。

(6)如果呕吐仅是偶尔发生,呕吐后精神依然很好,不哭闹,没有痛苦的表情,一般没有大问题。在手边为宝宝准备一些小毛巾或湿巾,一旦宝宝吐奶,及时为宝宝擦净。

9. 哪些宝宝不宜母乳喂养

当宝宝出现下列症状时,妈妈不得不放弃对宝宝的母乳喂养,但不要为此而感到遗憾。宝宝吃配方奶一样可以健康成长。

(1)母乳性黄疸:宝宝出现持续性黄疸(皮肤发黄),经医生诊断排除其他各种原因,考虑母乳性黄疸。这时应减少母乳量而加喂一定量的奶粉,但停母乳只是短期的,待黄疸基本消退后就可恢复母乳喂养,如果恢复母乳喂养之后,黄疸再次加重,可再停喂1~2天。经过2~3次这样的过程,宝宝就不会因为吃母乳而出现黄疸了,可以继续母乳喂养。

(2)苯酮尿症(PKU):PKU是氨基酸代谢异常引起的

一种疾病,属常染色体隐性遗传病。因体内缺少苯丙氨酸羟化酶,使苯丙氨酸在体内不能正常代谢而堆积,严重的可干扰脑组织代谢,造成功能障碍,以致这类患儿出生后表现为智能障碍。

婴儿出生时正常,生后数月内可能出现呕吐、易激惹、生长迟缓等现象。未经治疗的患儿,在生后 4～9 个月后有明显智力发育迟缓,语言发育障碍。约 60％属于重症低下,IQ(智商)低于 50,只有 1％～4％未经治疗的 PKU 患儿的IQ 大于 89。可见 PKU 的早期诊断是何等的重要。有 25％的患儿有癫痫发作。约 90％患儿生后皮肤和毛发逐渐变为浅淡色,皮肤干燥,常有湿疹。

(3)乳糖不耐受综合征:乳糖不耐受综合征患儿,由于体内乳糖酶的缺乏导致乳糖不能被人体消化吸收。临床常表现为婴儿吃了母乳或牛乳后出现腹泻,由于长期腹泻,不但直接影响婴儿的生长发育,而且可造成免疫力的低下引发反复感染。对于这部分患特殊疾病的婴儿也应暂停母乳或其他奶制品的喂养,取而代之以不含乳糖配方的奶粉或大豆配方奶。

婴儿出生时正常,症状仅发生于喂奶以后。由于母乳中乳糖含量高于牛乳,因此,母乳喂养时,症状常较牛乳喂养者为重。出现呕吐、拒食、不安、腹泻等。严重者出现肌张力低下、肝脾大、黄疸等症状。如果继续摄入乳糖,可出现肝硬化、低血糖等。伴有营养不良,可在新生儿期出现白内障。体格发育和智力发育障碍也渐明显。

(4)先天缺陷:宝宝患有严重唇腭裂,致使其吸吮困难。

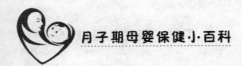

10. 宝宝衔不住乳头怎么办

（1）每天用食指、中指、拇指三个手指捏起乳头，向外牵拉，每一下至少坚持拉一秒，每次拉 30 下左右，每天拉至少四次，在喂奶前拉更好。

（2）用吸奶器吸引乳头，每次吸住乳头约半分钟，连续 5～10 次，每天至少重复两遍。

（3）让大一点的宝宝帮助吸吮乳头，也可让爱人帮助。

（4）喂奶时用中指和食指轻轻夹住乳晕上方，使乳头尽量突出，也防止乳房堵住宝宝鼻孔。

11. 什么是混合喂养

混合喂养：婴儿除吃母乳外，还增加其他主食者，叫作混合喂养。

我国农村应用的附加食物或者人工喂养的方法很多，可以根据各地的条件和习惯，找寻当地群众欢迎的"简、便、廉"的科学喂养方法，目前常用的有下列几种，仅供参考。

（1）浓米汤：在煮饭时留取浓米汤，加入适当糖分煮沸。可做为 1 个月以后婴儿的辅加食物。

（2）糊类：用 5％～15％ 米粉、面粉或准山米粉等煮成，常作为半岁以内的婴儿混合喂养的食品。因为这些粉类中的蛋白质含量比较少，所以当作主要食品的时候，要注意增加可以获得的容易消化的动物蛋白。例如：喂 1～2 个月婴儿时，可加入适量的牛羊乳，糊中约含 10％ 的乳和 5％ 的糖；喂 4～5 个月的婴儿可以加入鱼汁，肉汁或适量的蛋黄、黄豆粉和菜汁；6 个月以上就可以加入鱼肉、鸡蛋、黄豆粉或其他肉汁、肉碎等。

（3）粥类：经过长时间煮成糊状的粥可以喂养 2 个月以上的婴儿。可用鲜鱼或其他鲜味的食物加入粥内调味，这种食品在沿海产渔区应用较多。也可以加入食糖、奶类等。它不但能增加粥内一定蛋白质成分，更重要的是增进食欲，促进肠胃的分泌和消化功能，保证热能的供应，有利于生长发育。婴儿对米糊及粥类的消化需要一定的适应过程，因此需要由少至多，由稀至稠，定时定量，按消化功能不断调整。如最初喂食，每次 1～2 汤勺，如果没有不良反应，每 4～5 天适量增加。如果人工喂养婴儿，可调整至每日 4～5 次，总量约每千克体重 120 毫升左右。

（4）鲜牛羊乳：鲜牛羊乳应煮沸 3～4 分钟，每碗加白糖 1 平勺，如果纯用牛羊乳喂养，每天喂养量为每千克体重 100～120 毫升，分 5～7 次喂食；要是用它代替母乳 1～2 次，可按这个比例计算。此外，还要按不同月龄及小儿的消化功能做适当的稀释，通常于生后 2 个月内喂 1/2 乳，以后逐渐减少稀释度，至 5 个月可喂全乳。如果消化不良，应随时调整食量和浓度。

（5）乳粉与炼乳粉：乳粉有全脂与脱脂两种。脱脂乳粉主要用于消化功能低下的新生儿及消化不良儿。乳粉和水的比例按容量 1∶4 调匀，即成全乳。用量及喂养方法可以根据鲜牛羊乳的方法类推。亦可按瓶上说明使用。炼乳的糖分甚多，通常仅用于暂时增加辅食。用时加水 4～5 倍或按瓶上用法说明使用。

（6）豆浆：豆浆是以黄豆经浸透、磨细、过滤，加糖煮沸制成。它的蛋白质、脂肪含量较米糊高，多做婴幼儿辅食，亦可作为主要食物。如做主食，喂养量可按出生 1 个月，每日 400～500 毫升；以后每增加 1 个月，每日增加 100 毫升，总量一般不超过 1 000 毫升，分次喂食。5 个月以上婴儿除进食豆浆外，应适当增加其他半流质食物。

婴儿不断长大，母乳逐渐不能适应婴儿生长发育的需要，所以必须增加辅助食品。

12. 什么是人工喂养

母亲生病或某些特殊情况等原因，不能喂母乳时，用其他代乳品如牛奶、羊奶、奶粉等喂哺新生儿、婴儿，以满足小儿生长发育的需要，即为人工喂养。

如果决定用人工方法喂养婴儿，那么就在婴儿食品的配置、喂哺用具的消毒两个方面多花心思。

(1)婴儿食品的选择：目前，市场上有适合不同月龄的婴儿食品可供选择，婴儿也有口味，如果不喜欢这种，应尝试换一种；如果婴儿很喜欢某个品牌的食品，就让他继续吃。

(2)婴儿需要多少奶：婴儿从出生开始，食欲不断增进。一般情况，婴儿每千克体重 24 小时约需要 150 毫升的奶。婴儿与成年人一样，胃口有大有小。婴儿食品建议的用量只是一个参考，父母在喂哺过程中要根据婴儿的具体情况调整。

(3)婴儿食品的调制：最常见的婴儿食品是各种奶粉，在调配中要加入只煮沸过一次的温开水。特别提示，再度煮沸的水或开水壶中剩下的水，接有家用硬水软化器的水龙头流出的水额外的钠食盐会损伤婴儿的肾脏；接有家用滤水器的水龙头流出的水，这些滤水器可能窝藏有害的细菌；矿泉水中钠与无机盐可能有害。倒空开水壶，装上新鲜的冷自来水,再煮开。把开水倒入奶瓶中合适的刻度。将奶瓶拿到眼睛的高度进行检查:观察分量和调配的乳汁浓度是否合适。打开奶粉罐,用其内的特殊量匙取出奶粉,每一量匙的奶粉都用消过毒刀背刮平匙中奶粉,不要堆高也不要压紧。把匙中奶粉倒入已装好水的奶瓶中。只按照这些水所需的奶粉量匙数加入,不要多加。奶粉在温开水中很快就溶解。把胶盖与胶垫圈装到奶瓶上旋紧,这阶段不是装奶嘴,是奶瓶密闭。摇奶瓶,使奶粉充分混合。检查奶的流速;上奶嘴,保持每秒钟流出 2～3 滴。如果吸孔太小,婴儿吸起来很困难;吸孔太大奶又会涌出来。倒几滴奶在你手腕的内侧,检测奶的温度微温为宜。凉奶安全,但婴儿喜欢微温的奶。

13. 人工喂养的缺点有哪些

人工喂养有许多弊端,下面我们就一一予以叙述。

(1)关于免疫物质的问题:我们知道母乳中含有许多免疫物质,也可以称作抗病物质,对婴儿的抗病能力极有帮助。现在市面上有许多配方奶粉,其目的就是使奶粉的成分接近母乳,但是不管怎样配方,市售奶粉中都不可能配入像母乳一样的免疫物质。所以说,人工喂养的孩子其抗病能力较母乳喂养的要差。

(2)关于乳汁被污染的问题:母乳喂养孩子十分干净,孩子不会因乳汁污染而生病。人工喂养用的是动物的乳汁,从动物身上挤出奶,经过运输、储藏、加工,在这里的各个环节中,动物乳汁都有被细菌污染的可能。许多人都知道人工喂养的孩子常会腹泻,除了动物乳不含免疫物质外,

动物乳汁容易被细菌污染也是一个重要的原因。

（3）关于营养成分的含量与搭配问题：母乳是婴儿最适宜的食物，同理牛乳是小牛最适宜的食物，这是指各种动物的乳汁中含有最适宜自己孩子的营养成分。比如，牛奶中含有较多的酪蛋白，脂肪颗粒也大，无机盐含量过多等对小牛很合适，但对人的婴儿就不十分合理，牛奶中的异体蛋白还容易导致婴儿的过敏反应。所以我们发现，人工喂养的孩子生长发育不如母乳喂养的孩子。

（4）关于喂养的难度问题：母乳喂养是一个很自然的过程，母亲用不着一天忙着去计算奶量，去了解喂养中的各种问题。但人工喂养时就不一样了。母亲必须了解所选用的动物乳汁或代乳品的性能特点，还要经常计算婴儿的进食量，一有不慎，就会使孩子生病。人工喂养的婴儿容易发生营养偏差，对经济条件较差的家庭而言，很可能由于难以支付价格较高的奶类及代乳品的费用，喂给婴儿较少的动物奶和代乳品，或者主要选用米粉来喂养婴儿，这样一来容易导致婴儿营养不良。另一种情况是，婴儿家庭经济情况较好，可能过度地喂养，导致婴儿营养过剩。还有的家长，没有很好地掌握人工喂养的方法与技巧，喂养的方法与技巧不得当，也会引起孩子的营养偏差。

（5）关于费用和费时等问题：为母乳喂养的母亲提供的伙食费用，往往超不过母亲平时伙食费用的 30%。而人工喂养时，购买动物乳汁或代乳品的费用、购买奶具的费用、能源和冷藏的费用却是一笔不小的开支。母乳喂养的孩子一旦需要就可以吃到妈妈的乳汁，即使是在夜间妈妈也不必起床。人工喂养就大不一样，不论何时何地，孩子要吃奶,爸爸妈妈就得赶快去做准备:取奶、热奶、装奶瓶、喂孩子忙得不可开交,即使在寒冷的冬天也不能例外。

（6）关于孩子的心理发育问题:母乳喂养的孩子比较容易安静,夜间较少哭吵,从长期的观察来看,母乳喂养的孩子更聪明,这与母乳喂养时的母子之间的皮肤接触、视觉接触所得到的良好刺激,加上母乳中含有的促进婴儿神经精神发育的物质有关。

（7）其他问题:婴儿一天吃的牛奶量过多时,会引起消化不良,吃了未煮熟的牛奶易引起肠道出血,而致小儿贫血。由于各种动物奶及代乳品中的营养成分受生产厂家的控制,一旦购买到假冒伪劣产品,其后果更是不堪设想。

14. 为什么人工喂养新生儿要注意喂水

母乳分泌极少或没有母乳而完全以其他代乳品喂养的婴儿称为人工喂养儿。人工喂养以牛奶或奶粉喂养为多。人工喂养儿要注意喂水。

因为牛奶中的蛋白质80%以上都是酪蛋白,分子量大,不易消化,牛奶中的乳糖含量较人乳为少,这些都是用以导致便秘的原因,给孩子补充水分有利于缓解便秘。另外,牛奶中含钙、磷等无机盐较多,大约是母乳的2倍,过多的无机盐和蛋白质的代谢产物从肾脏排出都需要水。

此外,婴儿期是身体生长最迅速的时期,组织细胞生长时要蓄积水分。婴儿期也是体内新陈代谢旺盛阶段,排出废物较多,而肾脏的浓缩能力差,所以尿量和排泄次数都多,需要的水分也多。

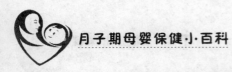

15. 每天应给宝宝喂多少水

这要根据宝宝的大小、气候及饮食等情况而定。一般情况下,每次可给孩子喂水 100~150 毫升,在发热、呕吐及腹泻的情况下需要量多些。因个体差异,喝水量多少每个孩子都不一样,他们知道自己喝多少,不喜欢喝水都不要强迫。喂水时间在两次喂奶之间较合适,否则影响奶量。喂水次数也要根据孩子的需要来决定,一次或数次不等。夜间最好不要喂水,以免影响孩子的睡眠。孩子喝白开水为宜,也可喝煮菜水,煮果水,不要加糖。也可喂些鲜果汁,不要以饮料代替水,饮料中含糖量较多,有些还含有色素和防腐剂,对孩子健康不利。

16. 喂奶粉的宝宝大便干燥怎么办

人工喂养的新生儿大便呈淡黄色或土灰色,均匀硬膏状,常混有奶瓣及蛋白凝块,较母乳喂养的大便干稠,略有臭味,每日 1~2 次。由于牛奶中的钙、磷比例不如母乳合适,所以人工喂养的婴儿比母乳喂养的婴儿发生便秘的机会多。但有些婴儿习惯于 2~3 天排一次大便,只要粪便不坚硬,没有不适表现,就不算便秘,不必做任何处理。对人工喂养的新生儿及小婴儿,在两次喂奶期间应给予饮水,每次 20~30 毫升,以改变肠腔渗透性而起通便作用。大一些的婴儿,每天早上空腹时也可饮少量淡食盐水或蜂蜜水,可在蒸蛋、面条及汤里加些可起润肠作用的香油,以促进肠蠕动。同时适当的给孩子增加运动量,可促使肠蠕动,帮助排便。如果便秘严重,可用泡软的细肥皂条或小儿型开塞露,以解决燃眉之急,但不可常用,以免造成习惯性。

17. 如何使用奶瓶给宝宝喂奶

在用奶瓶给宝宝喂奶之前，须先洗净双手，取出消毒好的奶瓶、奶嘴，注意奶嘴不要随意放置，应竖直向上，一定不要弄脏奶嘴。将调好的奶倒入奶瓶，拧紧瓶盖。将奶瓶倾斜，滴几滴奶液在手背上，试试温度，感觉不烫即可。奶液滴落的速度以不急不慢为宜。

选择舒适坐姿坐稳，一只手把宝宝抱在怀中，让宝宝上身靠在你肘弯里，你的手臂托住宝宝的臀部，宝宝整个身体约呈 45°倾斜；另一只手拿奶瓶，用奶嘴轻触宝宝口唇，宝宝即会张嘴含住，开始吸吮。

出生 1～2 周的婴儿一般每次吃牛奶 70～100 毫升，以在 10～20 分钟内吃完较为合适。但也有 1 周左右的婴儿吃一点就不吃了的，就是动一下奶嘴或者往婴儿嘴里再塞塞奶嘴也不会继续吃。也有的在休息 2～3 分钟后又开始吃了。不过，每次的授乳时间以不超过 30 分钟为宜。

即使对不爱吃的婴儿，也不要把奶嘴上的孔弄得很大硬灌。如果不吃，就停下，等下次婴儿饿了哭着要吃时再喂。在吃奶后不到 30 分钟里婴儿啼哭时，可以把上次吃剩的牛奶拿来喂婴儿，如果超过 30 分钟，就不要用了。

出生后 10 天左右的婴儿每次的吃奶量不尽相同。但对每次都吃不到 50 毫升的，应去请教医生。

出生后 15 天左右的婴儿一般每隔 3 小时吃一次奶，每天吃 7 次，每次吃 100 毫升左右。也有的婴儿每次吃 120 毫升，一天吃 6 次。也有食量小的婴儿每次勉强吃 70 毫升，而每天吃 6 次的食量大的婴儿也有一次吃 120 毫升还不够的。15 天左右的婴儿最好不要超过此量。当婴儿啼哭时也可喂些加了白糖的温开水。

宝宝开始吃奶后要注意,奶瓶的倾斜角度要适当,让奶液充满整个奶嘴,避免宝宝吸入过多空气。如果奶嘴被宝宝吸瘪,可以慢慢将奶嘴拿出来,让空气进入奶瓶,奶嘴即可恢复原样,或者可以把奶水罩拧开,放进空气再盖紧即可。

注意宝宝吸吮的情况,如果吞咽过于费力,可能是奶嘴孔小,宝宝吸奶很费力。不要把尚不会坐的宝宝放在床上,让他独自躺着用奶瓶吃奶,而大人长时间离开,这样非常危险,宝宝可能会呛奶,甚至引起窒息。

给宝宝喂完奶后,不能马上让宝宝躺下,应该先把宝宝竖直抱起,靠在肩头,轻拍宝宝后背,让他打个嗝,排出胃里的空气,以避免宝宝吐奶。

18. 可以用酸奶喂养新生宝宝吗

酸奶具有较高的营养价值,但对新生儿是不合适的。这是因为酸奶中含有乳酸,这种乳酸会由于新生儿肝脏发育的不成熟而不能将其消化,其结果导致乳酸堆积在宝宝身体内,而乳酸过多是有害的。所以新生儿不能长期用酸奶喂养,只能作为临时性喂养。另外,酸性物可使钙质不易消化吸收,对孩子发育不利。

19. 宝宝的奶瓶如何消毒

一般婴儿奶瓶的消毒方式,可以分为煮沸法及蒸汽锅消毒法。

（1）煮沸消毒法

①准备一个不锈钢的煮锅，装上水，水的深度要能完全覆盖所有已经清洗过的喂奶用具。不锈钢锅为消毒奶瓶专用，不可与烹调食物混用。

②如果是玻璃的奶瓶可与冷水一起放入锅中，等水烧开后5～10分钟再放入奶嘴、瓶盖等塑胶制品，盖上锅盖再煮3～5分钟后关火，等到水稍凉后，再用消毒过的奶瓶夹取出奶嘴、瓶盖，待干了之后再套回奶瓶上备用。若是塑胶的奶瓶，则要等水烧开之后，再将奶瓶、奶嘴、奶瓶盖一起放入锅中消毒，再煮3～5分钟即可，最后以消毒过的奶瓶夹夹起所有的食具，并置于干净通风处，倒扣沥干。

③要提醒的是，塑胶制成的食具，都不宜煮久，所以建议在水沸后再放入，煮3～5分钟即可，否则很容易变质。也可以注意奶瓶上的耐温标示，如果不耐高温最好使用蒸汽锅消毒。

（2）蒸汽锅消毒法：目前市面上有多种功能、品牌的电动蒸汽锅，家长可以依照自己的需要来选择。消毒的方式只要遵照说明书操作，就可以达到消毒喂奶用具的目的。但需注意的是，使用蒸汽锅消毒前，仍先将所有的奶瓶、奶嘴、奶瓶盖等物品彻底清洗干净，然后再一起放入，按上开关，待其消毒完毕，会自动切断电源。

宝宝的奶瓶消毒完成后，应将留在瓶身内的水彻底倒净，之后倒扣沥干，并以消毒过的奶瓶夹，将消毒过的奶瓶、奶嘴、奶瓶盖等置通风、干净处放凉备用，并盖上纱布或盖子。此外，若于消毒24小时后仍旧没有使用奶瓶，就需重新进行一次消毒工作，以免细菌孳生。

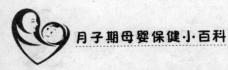

20. 宝宝喝的奶粉品牌要不要经常换

建议一直喝同一种品牌的奶粉。因为每换一种奶粉，宝宝的胃肠都需要重新适应一个阶段，增加宝宝胃肠的负担，而且有的奶粉宝宝还可能不适应，造成宝宝消化不良、上火或是生病。

四、新生儿防病

1. 如何判断新生儿是否生病

新生儿期是一个特殊的生理阶段,生病后常常症状不明显、不典型,不易被察觉。另外,新生儿生病后的表现与成年人不同,并且病情变化发展迅速,短期内即可恶化,如不能及时发现,常可引起不良后果。怎样才能知道宝宝生病了?

一般母亲及家人可以通过观察新生儿的面色、哭声、吃奶、小便情况及精神状态等方面来判断新生儿是否生病。其中以吃奶情况和哭声这两点最为重要。

新生儿吃奶减少,吸吮无力,或拒绝吃奶,都可能是生病的早期表现。要注意区别新生儿的哭声。新生儿正常的哭声,洪亮有力,且边哭边四肢伸动,一般是因为饥饿引起,吃饱奶后即不再啼哭,安然入睡。如果新生儿哭的时候,两眼发直,哭声突然,短促而急躁,或高声尖叫,常是脑部有病的表现,要及早就诊。

如果当触及新生儿某一部分时哭声加剧,应将新生儿衣服及尿布等全部取掉,仔细检查全身各部位是否有异常,或衣服、包被、尿布上有无异物,如果四肢有骨折,则骨折部位会有肿胀,且碰一下哭得更厉害。如果新生儿腹部、背部有严重感染,则局部会出现红肿,抱起来或换尿布时,常常哭声加剧。

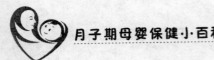

总之,如果新生儿哭声异常或较长时间不哭,吃奶情况异常或不吃奶,以及睡眠异常时,要及时寻找原因,看孩子是否生病。特别是如果吃奶、哭声、睡眠三方面情况都与往常不一样时,更应特别警惕。

2. 宝宝发热该怎么办

婴儿发热的原因有很多,大体可分为以下几大类。

(1)外在因素:小儿体温受外部环境影响,如天热时衣服穿太多、水喝太少、房间空气不流通。

(2)内在因素:生病、感冒、气管炎、喉咙发炎或其他疾病。

(3)其他因素:如预防注射,包括麻疹、霍乱、白喉、百日咳、破伤风等反应。

(4)处理:6个月以上的婴儿才能考虑用退热药。一般情况下,退热药也是要体温到38.5℃以上才用,低热不宜使用。大多采用物理降温,多喝温水。物理降温可用纱布蘸着温水擦颈部、腋下、大腿根部及四肢等处降温。在降温过程中时刻观察宝宝的体温变化,如果下降就可以停止物理降温了,以免出现低体温。另外,还要请医生确定宝宝发热的原因,并对症治疗。

3. 新生儿长痱子怎么办

痱子是夏天最多见的皮肤急性炎症。痱子是由汗孔阻塞引起的,多发生在颈、胸背、肘窝、腘窝等部位,小孩可发生在头部、前额等处。初起时皮肤发红,然后出现针头大小的红色丘疹或丘疱疹,密集成片,其中有些丘疹呈脓性。生了痱子后剧痒、疼痛,有时还会有一阵阵热辣的灼痛等表现。

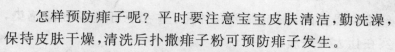

怎样预防痱子呢？平时要注意宝宝皮肤清洁,勤洗澡,保持皮肤干燥,清洗后扑撒痱子粉可预防痱子发生。

如果新生儿已经长了痱子,就要做到以下几点:①注意室内凉爽通风。②多给孩子喂水,勤翻身。③保持皮肤清洁、干燥,不要用碱性肥皂。④穿布料衣服,衣服应宽大。⑤扑痱子粉。痱子粉以滑石粉、氧化锌为主或加适当清凉止痒剂。⑥轻的痱子可用35%～70%酒精轻轻涂擦,油膏可以阻碍汗液蒸发,不能应用;重的痱毒(脓肿)应该用抗生素控制感染,以防发展成败血症。

4. 新生儿湿疹如何预防和护理

婴儿湿疹是一种常见的过敏性皮肤炎症,多见于牛奶喂养的孩子。这与过敏性体质有关,既有遗传因素作内因,又有外界因素作诱因。

比如说,父母双方均有过敏体质,他们的孩子70%左右会有过敏体质,而一方易过敏,孩子也有一半过敏的可能。这种孩子在母乳喂养未完全形成前千万不要给牛奶喂养,哪怕仅仅30毫升的牛奶也会产生抗体,导致日后的过敏。牛奶中 β-乳球蛋白是产生牛乳蛋白过敏的罪魁祸首。

外界因素包括某些食物、环境温度、湿度、日光、紫外线等,护理不当(如用碱性肥皂,过高营养),肠内异常发酵等均可成为诱因。

起病时一般先在面颊部出现小红疹,很快可波及额、颈、胸等处,小红疹亦可变为小水疱,破溃后流水最后结成黄色的痂皮。渗出后红肿渐轻进入非急性期仅为丘疹。婴儿湿疹时轻时重,反反复复,孩子在急性发作时瘙痒难忍,经常烦躁哭闹,影响食欲和休息,重者还可继发细菌感染,实在让大人头痛。

要想避免婴儿湿疹,最好的方法就是纯母乳喂养。孩子出生时哪怕母乳尚未下来也不要迫不急待地加牛奶,耐下心来等待母乳分泌,不会对孩子生长造成影响。

一旦患了婴儿湿疹,父母要格外耐心地护理和喂养,在怀疑牛奶过敏时可改喂豆奶,或将牛奶加热煮沸后多等几分钟,以期蛋白变性,减少过敏。在日常生活护理中应避免过热,减少出汗的机会,内衣应选纯棉制品,减少化纤和羊毛织物的刺激,用温开水洗脸,洗澡不用肥皂,减少皮肤痛痒感觉,避免婴儿搔抓患处,防止继发感染。一般到添加辅食后湿疹会逐步减轻,到一岁时大部分会消失。

有过敏体质的孩子在加蛋黄、鱼虾类食物时要格外小心,密切观察孩子食后的反应,最佳做法是等7个月后孩子肠道屏障作用较完善时再加这类食物。

5. 新生儿尿布疹如何预防和护理

尿布疹是婴儿中常见的皮肤问题,它是婴儿臀部的一种炎症,表现为臀红,皮肤上有红色的斑点状疹子。甚至溃烂流水。孩子爱哭闹,表现不安,烦躁,睡不踏实。

尿布疹是由于尿布被粪便尿液污染后,分解产生氨,刺激和损伤皮肤所致。未及时更换尿布是致病的主要原因之一。另一个原因是孩子皮肤娇嫩,易对洗涤剂,柔顺剂过敏。在反复使用尿布时,洗净后一定要用清水多淘几次,并定期用开水烫或煮。

尿布疹的发生还与尿裤的类型,更换次数相关。由于穿着大小合适的纸尿裤不容易出现侧漏,对皮肤的封闭状态会导致皮肤 pH 值的增加,有些父母又不太注意及时更换,这样做时间长了也会导致尿布疹的发生。

预防和护理臀红的方法:

(1)在尿布疹严重的时候暂时不用尿布,让孩子的臀部暴露在空气中,尿布下可放置塑料布以免弄脏床褥。切记不可将塑料布紧贴孩子的臀部,以免影响通风。

(2)选用纯棉布做尿布,要勤换尿布。尿布要洗烫后在阳光下晒干再应用。

(3)勤换尿布,以免尿液浸湿皮肤。

(4)在医生指导下应用鞣酸软膏、护臀霜,加热消毒后放凉待用的植物油等。涂抹患处严重者可到医院理疗。如果是真菌感染可选用制霉菌素药膏。

6. 新生儿脐疝如何防治

有些宝宝,脐带脱落后,在肚脐处会有一个向外冒尖的圆形肿块,在宝宝哭闹、咳嗽、排便时更加表面化,这就是我们所谓"脐疝",这在 6 个月以下的宝宝是比较常见的。

解决脐疝问题,最根本的就是尽力减少宝宝的腹压。主要应避免宝宝无休止地大哭大闹,有咳嗽症状立即医治,调理好宝宝的吃喝,不要发生腹胀或粪便干燥。随着宝宝一天天长大,他的身体越来越健壮,腹壁肌肉坚固,大多数脐疝便会自动好了。

7. 如何预防新生儿肺炎

新生儿肺炎是可以预防的,而且应该从妊娠期开始。预防的关键是防止胎儿发生宫内缺氧。母亲在怀孕期间定期做产前检查非常必要,尤其是在怀孕末期,可以及时发现胎儿宫内缺氧的问题,如发现有妊高征、胎位不正、脐带缠绕、受压、过期妊娠等可能引起胎儿宫内缺氧的因素,产科医生会采取相应的监护和治疗措施,以尽量减少吸入性肺炎的发生及减轻疾病的严重程度。

对于感染引起的新生儿肺炎,从母亲怀孕期间就应该开始预防。怀孕的母亲要做好孕期保健,保持生活环境的清洁卫生,更要注意个人卫生,防止感染性疾病的发生。

孩子出生后,要给孩子布置一个洁净舒适的生活空间,孩子所用的衣被、尿布应柔软、干净,哺乳用的用具应消毒。父母和其他接触孩子的亲属在护理新生儿时要注意洗手。

特别要强调的是,患感冒的成年人要尽量避免接触新生儿,若母亲感冒,应戴口罩照顾孩子和喂奶。对来探访新生儿的客人,要婉言谢绝。

8. 如何护理患肺炎的新生儿

(1)改善宝宝生活环境,室内空气要新鲜,适当通风换气,开窗时要注意关门,避免对流风。室温最好维持在18℃～22℃;保持适当湿度,冬天可使用加湿器或在暖气上放水槽、湿布等。室内空气太干燥,影响痰液排出,增加呼吸更为困难。

(2)注意呼吸道护理,注意穿衣盖被均不要影响孩子呼吸,需经常给宝宝翻身变换体位,可增加肺通气,减少肺淤血,促进痰液排出。宝宝鼻腔内如有干痂,用棉签蘸水取出,防止鼻腔阻塞而引起的呼吸不畅。

(3)要防止呛奶,应抱起或头高位喂奶,每吃一会儿奶,应让宝宝休息一下再喂。

9. 新生儿腹泻如何防治

新生儿一旦出现了腹泻,父母往往不知所措,在喂奶时给多了怕加重症状,少了又怕饿着宝宝。所以,新生儿腹泻期间科学的防治是很重要的。

(1)注意卫生。母乳喂养的新生儿应注意母亲乳头的清洁,吃奶前用干净毛巾仔细擦洗乳头;人工喂养的新生儿应注意奶具消毒,父母在配奶前先将双手洗净,剩奶丢弃,以免变质。

(2)若母乳喂养的新生儿发生腹泻时,可以缩短每次喂奶的时间。因为母乳的前半部分蛋白质含量较多,容易消化,富于营养;而后半部分脂肪含量较多,不易消化。必要时母亲可以在喂奶前 30 分钟先饮一大杯淡食盐温开水,以稀释乳汁,然后再哺乳。

还应采取一些饮食和补充营养的措施。如为了减轻胃肠道的负担,帮助恢复消化功能,可以给新生儿适当口服淡盐水,维生素 C 等。

(3)注意根据季节气候的变化随时增减衣物,避免腹部着凉。

一般来说,只要饮食卫生、有规律,腹泻是可以避免的。另外,对腹泻的患儿还要加强臀部护理,防止臀部皮肤糜烂感染。

10. 新生儿便秘如何防治

(1)新生儿便秘的原因

①喂养不当。家长用奶粉喂养婴儿时将奶粉冲得太

浓,喂水太少,大量蛋白质存于肠内使大便干结。喂奶量太少,大便残渣少,也可引起便秘。

②先天性巨结肠。肠胀,如青蛙样大腹,大便干结,几天一次,大便量特别多。

③肠狭窄。食物不易通过,大便自然少,可伴有呕吐、腹胀等。

④先天性肠、肛门闭锁。正常新生儿出生后 24~48 小时内应排大便、排气,无排便时应想到肠肛闭锁。用手掰开肛周,肛门闭锁者,一眼可见到肛门处无孔。

(2)治疗方法:一般是用肥皂条或小儿开塞露塞肛,帮助排便,注意不要损伤肛门。家长要仔细观察,找出便秘的原因,如为喂养原因引起的便秘,应立即纠正喂养方法,按说明配制奶粉,多喂水,奶中加入鲜果汁;及时补充钙剂及鱼肝油滴剂。一般早产儿生后的第二周开始补钙,足月儿生后第三周开始补钙,因为缺钙时肠肌无力,蠕动减少,大便在肠道停留时间过长,水分被吸干,也会引起大便秘结,不易排出。如腹胀严重、呕吐带胆汁或粪便时要及时去医院治疗。

11. 什么是新生儿溶血症

新生儿溶血症,是指因母、婴血型不合而引起的同族免疫性溶血,使胎儿在宫内或生后发生大量红细胞破坏,出现一系列溶血性贫血、黄疸及其他多种临床表现的疾病。在我国,以 ABO 血型不合者占多数,Rh 血型不合者较少。

(1)引起新生儿溶血症的原因:由于母亲的血型与胎儿(或婴儿)的血型不合,如 Rh 血型不合或 ABO 血型不合引起同族免疫性溶血病,Rh 血型不合所致溶血常较 ABO 血型不合为严重。

①Rh 血型不合。Rh 血型不合引起的新生儿溶血症在我国的发病率较低。通常是母亲为 Rh 阴性,胎儿为 Rh 阳性而血型不合,并引起溶血,一般第一胎不发病,而从第二胎起发病,但如果 Rh 阴性的母亲在第一胎前曾接受过 Rh 阳性的输血,则第一胎也可发病。

②ABO 血型不合。该病以 ABO 血型不合最常见,其中最多见的是母亲为 O 型,胎儿(或婴儿)为 A 型或 B 型。第一胎即可发病,分娩次数越多,发病率越高,且一次比一次严重。尚可见于母亲为 A 型,胎儿(或婴儿)为 B 型或 AB 型,或母亲为 B 型,胎儿(或婴儿)为 A 型或 AB 型,但少见。胎儿(或婴儿)为 O 型者,可排除该病。

(2)新生儿溶血症症状:本病症状之轻重差异很大,一般 ABO 血型不合者症状较 Rh 血型不合者轻。病儿常于生后 24 小时以内或第二天出现黄疸,并迅速加重。随黄疸加深可出现贫血、肝脾肿大,严重者发生胆红素脑病。Rh 不合大量溶血者,出生时已有严重贫血,可导致心力衰竭、全身水肿,甚至死胎。

12. 新生儿溶血症如何治疗

(1)西药治疗

①血浆或白蛋白。供给与胆红素联结的白蛋白,可使游离的非结合胆红素减少,预防胆红素脑病。

②肾上腺皮质激素。能阻止抗原与抗体反应,减少溶血,并有促进肝细胞葡萄糖醛酸转移酶对胆红素的结合

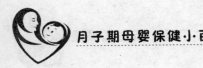

能力。

③酶诱导剂。能诱导肝细胞滑面内质网中葡萄糖醛酸转移酶的活性,降低血清非结合胆红素。

④葡萄糖及碱性溶液。葡萄糖可供给患儿热能,营养心、肝、脑等重要器官,减少代谢性酸中毒。酸中毒时,血脑屏障开放,可使胆红素进入脑组织的量增加,尚应及时输给碱性溶液纠正酸中毒,预防胆红素脑病。

(2)中药治疗:中药可以退黄,体外试验有抑制免疫反应的作用。

方1:三黄汤。黄芩4.5克,黄连1.5克,制大黄3克。

方2:茵陈蒿汤。茵陈1.5克,栀子9克,制大黄3克,甘草1.5克。

方3:消黄利胆冲剂。茵陈9克,栀子3克,大黄3克,茅根10克,金钱草6克,茯苓6克。

以上三方可选其中之一,水煎每日服1剂,分次在喂奶前服。亦有制成静脉输入剂应用者,其疗效较口服者为快。

(3)光疗:胆红素能吸收光,在光和氧的作用下,脂溶性的胆红素氧化成为一种水溶性的产物,能从胆汁或尿液排出体外,从而降低血清非结合胆红素浓度。多采用蓝色荧光灯进行治疗。

(4)换血:换出血中已致敏红细胞及抗体,阻止进一步溶血;减少血清非结合胆红素浓度,预防发生胆红素脑病;纠正贫血,防止心力衰竭。

必要提示:①换血操作较复杂,易发生感染、血容量改变及电解质紊乱等并发症,所以必须谨慎从事。②药物方面,主要目的是降低血清非结合胆红素,预防胆红素脑病。

中西药可联合应用。③生后 2 个月内,重症溶血常发生严重贫血,应注意复查红细胞和血红蛋白,若血红蛋白＜70 克/升,可小量输血。轻度贫血可口服铁剂治疗。

13. 新生儿结膜炎如何防治

新生儿出生通过产道时,眼睛可能会被产道内的致病微生物感染,而发生新生儿结膜炎;或出生后经被污染的护理者的手指、毛巾、洗脸水等途径,将病原直接带入新生儿眼内而引起感染。

(1)症状:新生儿患结膜炎后可见眼睛红肿、刺痒、疼痛、怕光流泪,并有很多黏液性的脓性分泌物。分泌物多时,则使上、下眼睑、睫毛胶着,以致患儿睁不开眼,内眼角有块状黄白色分泌物。该病一般经过 10～14 天,重者经2～4 周,可自行好转并痊愈。然而,由于分泌物多,极具传染性,故做好预防工作十分重要。

(2)药物治疗:遵照医生指示,采用抗生素眼药水治疗,每2～3 个小时一次,每次各在一侧眼中滴入眼药水 1～2滴。但要记住,妈妈在帮宝宝点眼药水时,双手一定要先洗干净,以避免造成宝宝感染。

(3)居家照顾:首先妈妈将双手洗干净,然后取一条干净的小方巾或消毒纱布,用生理盐水或是煮过放冷的开水浸湿。将毛巾(或纱布)一角包住食指,由眼睛内侧(眼角处)往外轻轻擦拭,但要记得不要反复擦拭,运用毛巾(或纱布)的四角交替使用。若四角均已经使用过,则须将毛巾洗净(若是纱布可选择换新的),再重复之前的步骤清洗宝宝眼睛。

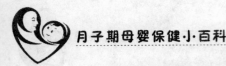

但若患有严重的结膜炎时,则必须用生理盐水及棉花棒直接冲洗,才能将秽物清洗干净。

14. 什么是新生儿败血症

新生儿败血症指新生儿期细菌侵入血液循环,并在其中繁殖和产生毒素所造成的全身性感染,有时还在体内产生迁移病灶。目前本病仍是新生儿期很重要的疾病,其发生率占活产婴儿的1‰~10‰,早产婴儿中发病率更高。

新生儿败血症的感染途径:新生儿发病原因比较复杂。现代医学认为,主要是由大肠埃希菌、金黄色葡萄球菌、表皮葡萄菌、克雷伯杆菌及B组链球菌感染所致。感染的途径如下。

(1)宫内感染:母亲孕期有感染(如败血症等)时,细菌可经胎盘血行感染胎儿。

(2)产时感染:产程延长、难产、胎膜早破时,细菌可由产道上行进入羊膜腔,胎儿可因吸入或吞下污染的羊水而患肺炎、胃肠炎、中耳炎等,进一部发展成为败血症。也可因消毒不严、助产不当、复苏损伤等使细菌直接从皮肤、黏膜破损处进入血中。

(3)产后感染:最常见细菌可从皮肤、黏膜、呼吸道、消化道、泌尿道等途径侵入血液循环,脐部是细菌最易侵入的门户。

院内感染易发生于下列情况:①新生儿监护病区(NICU)治疗的患儿。②有入侵式治疗的患儿如气管插管、脐静脉插管等。③住院天数长。④接受手术治疗的患儿。⑤病房拥挤。⑥长期应用广谱抗生素治疗等。

15. 如何预防新生儿败血症

新生儿败血症的预防要重视孕期的保健,实行住院分娩,掌握科学育儿知识,做到防患于未然。

预防新生儿败血症要注意围生期保健,积极防治孕妇感染以防胎儿在宫内感染;在分娩过程中应严格执行无菌操作,对产房环境、抢救设备、复苏器械等要严格消毒;对早期破水、产程太长、宫内窒息的新生儿在出生后应进行预防性治疗;做新生儿护理工作应特别注意保护好皮肤、黏膜、脐部免受感染或损伤,并应严格执行消毒隔离制度。

此外,还要注意观察新生儿面色、吮奶、精神状况及体温变化,保持口腔、脐部、皮肤黏膜的清洁,如有感染性病灶应及时处理。

16. 鹅口疮有何症状

鹅口疮又称雪口病、白色念珠菌病,是由白色念珠菌感染所引起。鹅口疮多发生在婴幼儿身上,在口腔任何地方都有可能会发生鹅口疮,新生儿多由产道感染,也有可能是因为奶嘴不洁或喂养者的手指感染,妈妈的乳头或者橡皮奶嘴都是感染的来源。主要表现在牙龈、颊黏膜或口唇内侧等处出现乳白色奶块样的膜样物,呈斑点状或斑片状分布。

如果患有鹅口疮,轻者口腔布满白屑,一般没有伴随症状;严重者会在口腔黏膜表面形成白色斑膜,并伴有灼热和干燥的感觉,部分患儿伴有低热的症状,甚至有可能造成吞咽和呼吸困难。患有此病的孩子经常哭闹不安,吃东西或者喝水时会有刺痛感,所以孩子经常不愿意吃奶。

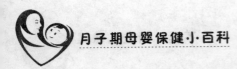

17. 宝宝患了鹅口疮怎么办

当发现宝宝口腔内有类似奶瓣的斑块时,不要随便揩洗,以免黏膜损伤引起细菌感染。确诊孩子患有鹅口疮后,爸爸妈妈可以用消毒药棉蘸2%的小苏打水擦洗口腔,擦洗的时候动作要轻,再用1%甲紫涂在患处,每天1～2次。还可以取制霉菌素一粒研成末,加入5毫升甘油调匀,涂搽在患处。

通常用药几天以后病症就会消失,但是鹅口疮特别容易反复发作,所以家长应该在病症消失以后继续用药几天,以巩固疗效,避免复发,尽量一次治愈。应该在孩子进食以后过一段时间再给孩子用药,以免引起孩子呕吐。

护理方法如下。

(1)平时注意孩子的口腔卫生,给孩子喂食以后帮助孩子清洁口腔,如果孩子年龄小,可以用温湿的纱布清洁口腔,如果孩子年龄大一些,则可以让孩子用水漱口。

(2)如果孩子是母乳喂养,在喂奶之前,妈妈应该用清水洗净双手,并用温湿的毛巾清洁乳头;如果使用奶瓶给孩子喂奶,那么事先将奶瓶和奶嘴进行煮沸消毒。

(3)不乱用抗生素。因为在给孩子使用广谱抗生素的时候,抗生素可能会杀灭抑制白色念珠菌的细菌,从而导致白色念珠菌大量繁殖,引发鹅口疮,医学上称之为菌丛失调。给孩子治疗鹅口疮的时候,应该停用抗生素,如果有重大的疾病必须使用抗生素,则应该在医生的指导下用药。

(4)给孩子用药要谨慎,应该在医生的指导下用药。

18. 宝宝患上口腔溃疡怎么办

婴儿口腔溃疡了让妈妈非常担心,不知道该怎么办才好,其实也不用过于担心,第一步是要找到溃疡的位置,一定要仔细观察,找到具体部位。如果溃疡在颊黏膜处,就要进一步找到造成溃疡的原因,如看看患处附近的牙齿是否有尖锐不光滑的缺口,如果有这种缺口,就应当带婴儿去医院处理。如果症状较轻可以尝试下面几种方法,但最好是在医师的指导下进行治疗。

婴儿口腔溃疡的一般治疗方法:

(1)饮食镇痛。不要给宝宝吃酸、辣或咸的食物,否则宝宝的溃疡处会更痛。应当给宝宝吃流食,以减轻疼痛,也有利于溃疡处的愈合。

(2)转移注意力。多关心一下宝宝,多和宝宝说话,转移他的注意力,给宝宝创造一个轻松、愉快的生活环境。

(3)维生素C药片1～2片压碎,撒于溃疡面上,让宝宝闭口片刻,每日2次。这个方法虽然很有效,但是会引起一定的疼痛,小宝宝可能会不太配合。

(4)用全脂奶粉,每次1汤匙并加少许白糖,用开水冲服,每天2～3次,临睡前冲服效果最佳。通常服用2天后溃疡即可消失。

(5)西瓜瓤挤取瓜汁后含于口中,2～3分钟后咽下,再含服西瓜汁,反复数次,每日2～3次。

(6)鸡蛋打入碗内拌成糊状,绿豆适量放陶罐内用冷水浸泡10多分钟,放火上煮沸约2分钟(不宜久煮),这时绿豆未熟,取绿豆水冲鸡蛋花饮用,每日早晚各1次。

(7)采鲜芭蕉叶适量,将其用火烤热,贴敷于口腔溃疡处,每日2～3次。

(8)西红柿切后挤汁,然后把西红柿汁含在口中,每次含数分钟,一日多次。

(9)柿饼上刮取柿霜,用开水冲服或加入粥中服用。

19. 新生儿低血糖怎么办

新生儿低血糖可无症状或无特异性症状,表现为反应差或烦躁、喂养困难、哭声异常、肌张力低、激惹、惊厥、呼吸暂停等。经补糖后症状消失、血糖恢复正常。低血糖症多为暂时的,如反复发作需考虑糖原储积症、先天性垂体功能不全、胰高糖素缺乏和皮质醇缺乏等。对可疑低血糖者常用纸片法,进行血糖监测。持续反复发作低血糖者,应做进一步有关的辅助检查。预防方法如下。

(1)早开奶:生后 30 分钟内开始喂奶,24 小时内每 2 小时喂 1 次,夜间不少喂。

(2)补充葡萄糖:对可能发生低血糖者,生后 1 小时即开始补充葡萄糖。喂(或鼻饲)葡萄糖液 10％葡萄糖液,每次5～10 毫升/千克体重,每小时 1 次,连续 3～4 次。

(3)输注葡萄糖:体重低于 2 千克、窒息儿、复苏困难或时间长者,应尽快给予 5％～10％葡萄糖液 2～6 毫升/千克体重。此时输注葡萄糖液浓度不应太高,以防止高渗血症和高血糖症。

(4)血糖监测:临床上常用纸片法、微量血糖仪取足跟部毛细血管微量血检测血糖及静脉血监测。要求生后 1、3、6、9、12、24 小时早期定时监测,或入院新生儿当时及定时监测。

20. 新生宝宝应接种哪些疫苗

宝宝出生以后,体内往往还有来自妈妈的各种"抵御疾病"的抗体,尤其用母乳喂养者,乳汁中还含一定量的抗体。因此,婴儿在 6 个月内很少得传染病。婴儿 6 个月以后,来自母体的抗体免疫逐渐消退,此时若接触病毒、细菌等病原体,则极易患传染病。旧社会,由于不重视儿童保健,许多可爱的孩子被天花、麻疹夺去了幼小的生命。染上结核夭折者也大有人在。得了小儿麻痹(脊髓灰质炎)或脑炎,即使治好了,也会留下肢体瘫痪,智力低下等后遗症。不仅患儿终身痛苦,也给家长带来了沉重负担。所以,必须重视传染病的预防。最重要的就是按时进行预防接种。

(1)接种卡介苗:卡介苗是一种减毒活疫苗,新生儿接种卡介苗,是预防结核病的有效措施。婴儿的免疫能力较差,如果感染结核,特别易患较严重的粟粒型肺结核及结核性脑膜炎,并容易留有后遗症,因此,生后要接种卡介苗。

(2)接种乙肝疫苗:注射乙肝疫苗是为了预防乙型肝炎。出生后 24 小时内接种第一次,30～40 天后接种第二次(满 1 个月时),5～8 个月后(一般在 6 个月时)接种第三次。

新生儿注射疫苗后要适当休息,不要剧烈活动,也不要吃刺激性食物,并且暂时停止洗澡。

21. 疫苗接种前后有哪些注意事项

多数家长已经知道要按时给宝宝接种疫苗,但还有很多新爸新妈没有将疫苗接种提高到足够的重视程度。究竟疫苗接种前后需注意什么呢?

(1)疫苗接种前的注意事项

①带好《儿童预防接种证》。这是宝宝接种疫苗的身份证明。当以后您为宝宝在办理入托、入学时都需要查验。

②向医生了解相关事项。掌握疫苗的适应证、禁忌证和注意事项,以便保护好宝宝的安全。

③给宝宝洗澡。准备接种前一天给宝宝洗澡,当天最好穿清洁宽松的衣服,便于医生施种。

④如果小宝宝有不适,患有结核病、急性传染病、肾炎、心脏病、湿疹、免疫缺陷病、皮肤敏感者等需要暂缓接种。

(2)疫苗接种后的注意事项

①接种注射疫苗后应当用棉签按住针眼几分钟,不出血时方可拿开棉签,不可揉搓接种部位。

②宝宝接种完疫苗以后不要马上回家,要在接种场所休息 30 分钟左右,如果宝宝出现高热和其他不良反应,可以及时请医生诊治。

③接种后让宝宝适当休息,多喝水,注意保暖,防止引发其他疾病。

④接种疫苗的当天不要给宝宝洗澡,还要保证接种部位的清洁,防止局部感染。

⑤口服脊灰疫苗后 30 分钟内不能进食任何温、热的食物或饮品。接种百白破疫苗后若接种部位出现硬结,可在接种后第二天开始进行热敷以帮助硬结消退。

⑥接种疫苗后如果宝宝出现轻微发热、食欲不振、烦躁、哭闹的现象,不必担心,这些反应一般几天内会自动消失。但如果反应强烈且持续时间长,就应该立刻带宝宝去医院就诊。

22. 哪些情况不宜注射疫苗

孩子如有下列特殊情况时,则应注意不宜预防接种或暂缓预防接种。

(1)正在发热的儿童应先查明发热的原因,待病愈热退后再接种。

(2)患有各种急性传染病或痊愈后不到2周,处于恢复期的儿童不宜接种。

(3)有活动性肺结核、心脏病、肾脏病、血液病等重症慢性疾病的儿童应暂缓接种。

(4)有过敏性体质、哮喘、荨麻疹或接种疫苗后有过敏史的儿童不宜接种(不含过敏原的疫苗例外)。

(5)接种部位有严重的皮炎、银屑病、湿疹及化脓性皮肤病的儿童应治愈后再接种。

(6)最近6周内曾注射过丙种球蛋白、免疫球蛋白的儿童,也应推迟接种。

(7)重度营养不良、严重佝偻病、先天性免疫缺陷的儿童不宜接种。

(8)腹泻的儿童,大便每天超过4次者,不宜服用小儿麻痹糖丸活疫苗。

(9)脑或神经系统发育不全,有脑炎后遗症、癔症、癫痫病、抽搐等疾病的儿童,不宜接种乙脑和百白破疫苗。

(10)当患儿正接受免疫治疗时,放射性物质、糖皮质激素、抗代谢药物和细胞毒性药物均能降低免疫反应,应尽量推迟常规的预防接种。

家长带孩子去打预防针时,应主动说清楚孩子的身体状况,以便防疫人员正确掌握禁忌证。这样既可减少疫苗接种的不良反应,又能达到预防疾病之目的。

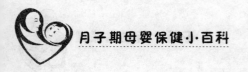

宝宝科学喂养相关知识

1. 为什么要给宝宝添加辅食

许多妈妈都很自豪,因为他们有丰富的母乳来喂养宝宝。有的妈妈还会这样想,既然母乳是婴儿最好的食物,所以即使在4～6个月以后,仅给宝宝喂母乳也是可以的,其他的食物先不着急加,只要宝宝"够"吃就行。其实问题就出现在这个"够"字上。

妈妈们要知道,婴儿期的科学喂养也包括母乳喂养和正确的添加辅食两大方面。的确,母乳是婴儿最理想的天然食物,对于出生后4～6个月以内的婴儿来说,母乳喂它们提供了所需的全部营养物质。母乳中还含有免疫抗体,可增加宝宝的抵抗力。母乳喂养还可以密切母子关系,又利于宝宝心智发育。但随着婴儿月龄的增长,宝宝对营养的需求会不断增大,一般来说,4～6个月时,必须给婴儿开始逐渐添加辅助食品,才能保证宝宝的健康成长。

宝宝在出生后头6个月生长发育非常迅速,体重在6个月时可达出生时的2倍,光靠喂奶,已不能满足宝宝对热能及蛋白质等营养物质的需求。又如母乳含铁量较低,婴儿一般在出生后4个月时体内储存的铁已基本耗尽,如不适时补充含铁丰富的辅食就容易出现缺铁,进一步就会发展为缺铁性贫血。另外光吃母乳,锌和钙等无机盐,以及多种维生素的摄入量也会不足,需要靠添加辅助食物来补充。

同时,添加辅食可以促进宝宝消化、吸收即咀嚼功能的发育,辅食可以促进消化酶的分泌,提供宝宝的消化能力。

喂养方式来说,添加辅食使婴儿的喂养方式由奶瓶过渡到用小勺子和碗,有利于锻炼孩子的进食和吞咽能力。6~8个月以后,婴儿开始长牙,需添加一些可供咀嚼的食品,如碎菜、烂面及软面包等,促进乳牙的萌出和咀嚼功能的发育。研究表明,若添加辅食过晚,会影响宝宝的咀嚼功能发育。因此,辅食添加是实现宝宝膳食由流质逐渐过渡到成人膳食的必需阶段。

2. 给宝宝添加辅食有什么原则

(1)新的食物:凡是婴儿未吃过的新食物品种都要少量单独给予,并且24小时后才可再吃,以便观察孩子的反应,习惯后逐渐增加品种及用量。如果吃后出现腹泻、恶心或皮疹等情形,几个月内都不要再给宝宝吃。

(2)温度:食物要冷却至微温,才可给婴儿吃。

(3)调味:不要用任何调味品。食盐可能损坏稚嫩的肾脏,而且婴儿也不在乎味淡。

(4)禁忌:蜂蜜、不新鲜的鸡蛋、花生仁、烟熏肉、咸鱼、烧烤等都不要当作辅食给宝宝添加。

(5)顺序:应由流质到半流质,由软态食物到固体食物。一般来说,出生后1~3个月只能加流质,如青菜汤、红萝卜汤、番茄汁、果汁、米汤;4~6个月加半流质,如糊类、粥;7~9个月加软食物,如软饭、番薯、糕饼、菜泥等;10~12个月加固态食物,如饭、碎菜等。辅食的种类很多,应按照实际情况选择使用。

(6)如果患病或夏天暂不增加新的辅助食品,以免引起

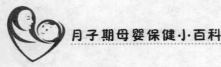

消化紊乱。

3. 宝宝不吃辅食怎么办

婴儿只吃母乳,不吃辅食,多半是添加辅食时不正确,婴儿只习惯母乳,不习惯碗勺的喂养方式。为此我们应耐心从加辅食开始,使之逐渐适应而能接受。

父母应以正确的方式试用小勺喂食,要有信心,不要紧张,不要性急生气,更不要强迫小儿吃。因为父母的紧张,会影响到小儿,小儿也会紧张。加上小勺比乳头硬,勉强喂食,会碰痛小儿,形成条件反射,小儿对所有送到嘴边的食物都会发生怀疑,拒绝食用,或者含在口中就是不肯下咽,甚至看到人拿着杯碗勺就摇头,表示厌恶地用小手推开。此时若硬喂,他就会大哭大闹,影响了一餐正常的喂食,对小儿的身心发育将产生不良的影响。

正确的方法是,先从少量、每天只喂一次,而且在小儿饥饿时,让他逐渐适应碗勺喂的方式。如果孩子喜欢吃甜食,辅食可以从甜食开始,如果爱吃咸味的,可以稍加少量菜汤、肉汤。这样试喂2~3天,小儿就适应了,就可以喂他一餐的全量,还可以变换辅食的种类花样。粥类、面食类,可以加菜泥、肉泥、鱼泥、肝泥、蛋羹等,但需要一定的时间、耐心。通过调换食品,使小儿对辅食感到新奇,增加了对辅食的兴趣,这样坚持1~2周,小儿会产生一种印象,凡用小勺哺喂的辅食都是美味的,他就会高兴接受了。当小儿能接受辅食后,父母应注意提高烹调技术,如做肉泥、菜泥、鱼肝虾泥的粥、面食、小薄面片、龙须面等,也可买多种类型的饼干、蛋糕、面包等变换花样喂,既营养全面又使小儿爱吃。

如果孩子实在不适应碗勺喂,也可用筷子夹食稠粥、软饭,一般8个月的孩子见大人用筷子吃饭,会接受筷子喂辅食。总之,父母应有耐心,想方设法培养孩子高兴受食,让他们始终在心情愉快的气氛中用餐。

4. 如何改善宝宝的饮食

所有饮食都必须有利于婴儿健康。喂哺婴儿应注意食物与营养的关系,均衡营养是健康的基础。

婴儿出生后4个月,基本上喂哺母乳或奶粉已经足够,但4个月后的婴儿则应根据月龄的需要给予适当的辅助食物,应该顾及食物的全面化,尽量给予不同种类的事物,使婴儿能从食物中尝到不同的味和质,甚至颜色,养成婴儿长大后良好的饮食习惯。

特别提示,要注意喂哺婴儿的小匙,金属的不太适宜,因为质硬,塑料的也不好,以木质为佳。

营养食物六大类。

(1)奶类:含有钙质、维生素D、蛋白质,能保持骨骼及牙齿健康。其他含有钙质的食物有:奶酪、芝麻、杏仁等。

(2)蔬果类:含维生素A及维生素C,纤维素多的蔬果,如白菜、菠菜、番茄、胡萝卜、苹果、香蕉、梨等,能增加身体抵抗力及防治便秘。

(3)五谷类:含有糖类,维生素B_1,如米饭、面包、饼干、麦片、通心粉,能提供热能。活动多的孩子需要量较大。

(4)肉类、蛋类、豆类:含有蛋白质、铁质,如鸡肉、牛肉、鱼、虾、蛋、肝及豆腐、黄豆、红豆等。能够供生长、细胞修补、维持体内新陈代谢所需的蛋白质,而肉类、蛋类、肝类又

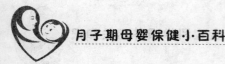

含有铁质、其他无机盐及维生素。

（5）硬壳类食物：如核桃、花生、杏仁、葵花子、松子等均含有对发挥大脑思维、记忆和智力活动有益的卵磷脂和胆固醇等。另外，海鲜等食物也有利于孩子大脑的发育。

（6）微量元素：人体是由元素打造的，除了碳、氢、氧、氮等有机元素，其余都属于无机盐。在人体必需的无机盐中，每日膳食需要量在 100 毫克以上的，称为常量元素，如钙、磷、镁、钾、钠、氯等；每日膳食需要量在 100 毫克以下的，称为微量元素，如碘、锌、硒、铜、铁等。

5. 能使宝宝大脑更健康的食物有哪些

人类脑的发育受到很多因素的影响，如遗传、环境、教育、营养与疾病等，家长要避免一些不利因素对儿童大脑发育的影响。在优先的基础上，为孩子创造良好的生活环境，给予丰富的环境刺激，良好的教育、充足的营养，大脑就会健康的发育起来。

（1）谷氨酸（促进脑神经活动）：构成脑细胞的主要成分是蛋白质。蛋白质中含有二十几种氨基酸。为了使食物中的氨基酸保持平衡，要把动物性和植物性的蛋白质食物搭配起来食用。氨基酸中，谷氨酸在植物性蛋白质中含量较多，它是脑神经活动的重要营养素。含有谷氨酸的代表食物有豆腐、豆腐皮等。此外，沙丁鱼、竹鱼、蛤等都含有丰富的谷氨酸。

（2）葡萄糖（脑能量的源泉）：作为大脑活动源泉的葡萄糖，对智能不断增加的幼儿期来说，是十分重要的营养素。葡萄糖可以从米面、芋类等含糖类多的食物中摄取。

（3）B族维生素（提高脑活力）：B族维生素可以加强脑细胞的活力。特别是维生素 B_1，是把葡萄糖作为能量使用时所不可缺少的维生素。维生素 B_6 被称为神经维生素，与传递神经物质有密切的关系。含有丰富的 B 族维生素的代表食物：①含维生素 B_1 多的是胚芽米、猪肉、豆类。②含 B 族维生素多的是鱼、纳豆等。③含维生素 B_{12} 多得是松鱼、卤鳕鱼等。

此外，奶制品也含有大量维生素 B_1。在维生素中，不能只吃含有维生素 D 的食品，要吃含有各种 B 族维生素的食品，以保持营养的平衡。

（4）维生素 C（增强应激能力）：在全身各器官中，脑子里维生素 C 的含量是相当高的。这足以说明维生素 C 的重要性。同时，在血液中含有维生素 C 的浓度越高，人的智商就越高。从蔬菜和水果中，能够比较容易地吸收大量维生素 C，所以一日三餐应该多吃含有维生素 C 的食品。

6. 怎样对待宝宝偏食

（1）以身作则：宝宝饮食习惯受父母影响很大，因此父母一定不要在宝宝面前议论什么菜好吃、什么菜不好吃，自己爱吃什么、不爱吃什么，不要让父母的饮食嗜好影响到宝宝。为了宝宝的健康，父母应当调整自己的饮食习惯，不能因为自己不喜欢吃什么也就不让宝宝吃，努力使宝宝得到全面丰富的营养。

（2）巧妙加工：对宝宝不爱吃的食物，在烹饪方法上下工夫，如注意颜色搭配、适当调味或改变形状等，不爱吃炒菜就用菜包馅，不爱吃煮鸡蛋就做蛋炒饭。总之，要多变化些花样,让宝宝总有新鲜感,慢慢适应原来不爱吃的食物。

(3)不强迫也不放弃:每个宝宝都可能有不同程度的偏食,父母越强行纠正,宝宝可能会越反感,因此建议宝宝妈妈不宜强迫喂食,否则可能适得其反。很可能过一段时间后宝宝会接受某种原来不爱吃的食物。但不能因为某种事物不爱吃就不再给他做,听之任之。

(4)鼓励进步:对宝宝克服偏食的每一点进步,爸爸妈妈都应予以鼓励,这样宝宝自己也会很乐意保持自己的进步的。

7. 如何判断宝宝营养状况

随着生活水平的提高,小儿营养缺乏症已大大减少了。但喂养不当或膳食调配不合理,仍会造成某些营养素不足。生活中用一些简单的方法,凭肉眼即可判断小儿营养状况,一般可遵循一下顺序。

(1)头、面、皮肤头发无光泽,稀疏色淡、易脱落——蛋白质不足。

(2)面部鼻唇沟的脂溢性皮炎——维生素 B_2 不足。

(3)皮肤干燥,毛囊角化——维生素 A 不足。

(4)皮肤因阳光、压力、创伤而致的对称性皮炎——烟酸不足。

(5)皮肤出血或瘀斑——维生素 C 不足。

(6)阴囊、阴唇皮炎——维生素 B_2 不足。

(7)全身性皮炎——锌和必需的脂肪酸不足。

(8)匙状指甲——铁不足。

(9)皮下组织水肿——蛋白质不足。

（10）皮下脂肪减少——食量、热能不足。

（11）脂肪增加——热能过多。

（12）眼、口、腺体结膜苍白——贫血（如铁缺乏）。

（13）睑角炎——维生素 B_2、维生素 B_6 不足。

（14）口角炎、口角斑痕——维生素 B_2 铁不足。

（15）唇干裂——复合维生素 B 不足。

（16）舌炎——烟酸、叶酸、维生素 B_2 维生素 B_{12} 不足。

（17）牙釉——氟过多。

（18）牙龈海绵状出血——维生素 C 不足。

（19）甲状腺肿大——碘不足。

（20）肌肉、骨骼肌量减少——热能及蛋白质不足。

（21）骨骼和颅骨软化，方颅、手脚镯症，前囟闭合晚，软骨、肋骨串球，X 形腿，O 形腿——维生素 D 不足。

（22）骨触痛——维生素 C 不足。

当然，上述表现仅是营养缺乏病的可能原因，其他疾病也会有相同体征，要注意鉴别。如能结合体格增长速度和膳食调理，可能会更加确切。

8. 如何调理宝宝的肠胃

婴幼儿进食后立刻要排便，有的还未吃完，进餐中间就要排便，一日三餐，至少要排便 3 次，这种现象俗称"直肠子"。

排便前常有腹痛，便后腹痛缓解。现代医学认为，这是肠易激综合征的一个症状。这种小儿的粪便粗糙，有的像豆腐渣一样，病情进一步加重，会发生吃什么就便什么的现象，中医学称"完谷不化"。

以中医理论分析,直肠子的发病是因为脾气虚弱。这种小儿除食后即便外,一般都面色苍白,身体瘦弱,容易出汗,尤其刚入睡时周身出汗较多,还有贫血,抵抗力较低,稍有护理不周就会外感风寒,引起发热、咳嗽等疾病。也有极少数患儿,身体并不瘦,反而较胖,但肉松弛,俗称"虚胖"。

直肠子这种病应注意胃肠护理:首先含蛋白质高的食物和油腻的食物应少吃,因难以消化,吃多了增加胃肠负担,可增加病情;二是要进食热菜、热饭,忌食冷饮、冷食,水果也要少吃,不可喝酸奶,以免再伤中焦阳气,使病情加重;三是进食宁少勿多,因患儿在脾胃虚弱的时候,进食越多营养越丰盛,吸收的反而越少,也会更加重脾胃损伤。有了适当的护理,病情会逐渐好转,最好能及时找中医治疗,经中医调理后,会尽快痊愈。